必要な薬と不要な薬

のんではいけない薬

浜 六郎

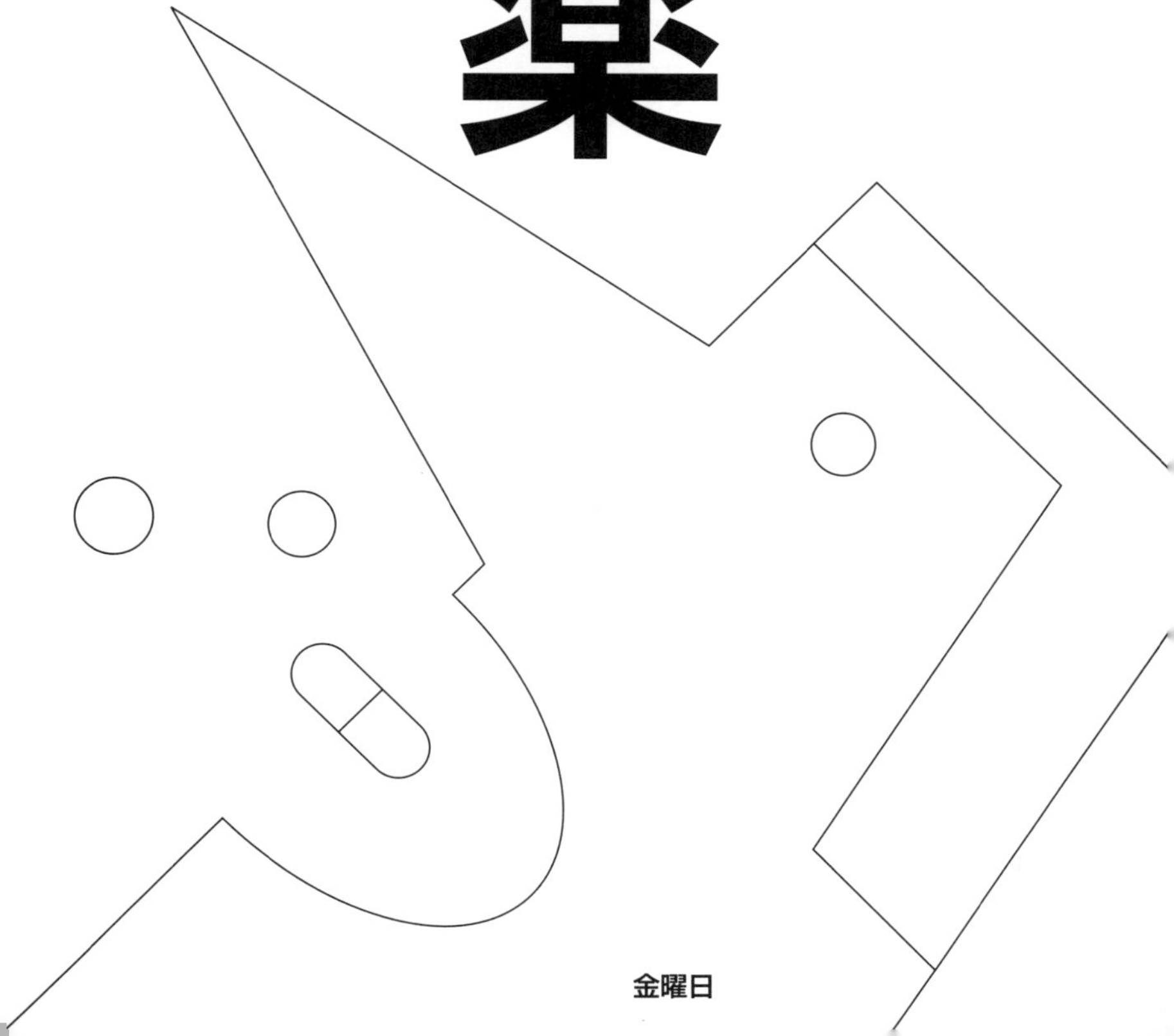

金曜日

のんではいけない薬❖目　次

まえがき　4

第一章　**必要な薬と不要な薬**――9

❶「たかが……」とあなどるなかれ　10
花粉症・アレルギー性鼻炎の薬　10　胃・十二指腸潰瘍の薬　17
下痢・便秘の薬　25

❷薬で〝病気〟にさせられる　34
インフルエンザワクチン　34　抗インフルエンザウイルス剤　40
解熱・鎮痛剤　50　コレステロール低下剤　55　降圧剤　61

❸安易な使用は逆効果　68
抗うつ剤　68　抗不安剤・睡眠剤　75

❹慢性疾患、長期使用にご用心　82
アトピー性皮膚炎の薬　82　気管支喘息の薬　89　心不全用剤　96
循環器用剤　102

❺いらない薬が多すぎる　108
糖尿病の薬　108　ホルモン剤　115　ビタミン剤　122
リウマチ・痛風の薬　130

❻有効な薬がない・少ない 138
肝臓の薬 138　認知症用薬剤 146
❼すばらしい薬だけれど…… 152
ステロイド剤 152　抗生物質 158

第二章　薬局・コンビニの薬 165
リアップで死亡、かぜ薬で間質性肺炎 166
コンビニで買える医薬部外品、ここが危ない！ 171
すべてのがんを増やすフッ素は、有害無用 179

第三章　薬の未来を考える 187
抗がん剤とうまくつきあうにはどうすればいいか〔鼎談〕小川一誠、佐々木康綱、浜六郎 188
副作用の初期症状を見逃さない 200
良い薬は生まれる？　薬の暴走は止められる？ 209

あとがき 219
索　引 223
医薬品の情報を得るには 243
クスリのキホン 8・186

まえがき

「自分が処方する薬で患者さんに余計な害反応があってはいけない」

私が医師になったときに強く思ったことでした。

医学部を卒業した翌一九七〇年、学生時代に「原因不明の神経難病」と講義を受けたSMON（スモン）の原因が、下痢止めとしてよく使われていたキノホルムだとわかり、私自身、他の医師の代理とはいえ、一回処方したことがあっただけに、その思いを強くしたのです。

勤務医になってからも、できるかぎり適切な薬を使い、それでも患者さんに害反応（副作用）が起これば、できるだけ早く見分けて被害を最小限にしたい、この思いを強くもって診療しました。病院内では害反応のモニタリングシステムをつくり、使ってはいけない薬が処方されていないかどうかをチェックするシステム（禁忌薬チェックシステム）を院内のスタッフと共同で開発し、実際に診療に役立てていました。

ところが、こうしたチェックではどうしても解決できないことが、だんだんとわかってきたのです。一九八〇年以降、新薬が多数出現してきたからです。それらの新薬は、むしろ効かない、害がある、あるいは従来品の模倣品（me-too-drug いわゆる「ゾロ新」）であることが多く、しかも、世界的に評価された優秀な薬剤よりも価格が高い、いわば価値と価格が逆転しているという現象に気づきました。一九九四年と九五年に薬価の国際比較を実施し、薬の本当の価値を独自に評価して価格と比較し、その印象を実証することができました。

一九九〇年代になっても、ソリブジン事件（一九九三年、帯状疱疹という皮膚のウイルス性の病気用の薬と抗がん剤との併用で、発売後一カ月で一五人が死亡）という薬害事件が発生したため、そうした価格の問題、医療のシステムの問題と、薬の評価の甘さ（効果は大きく見せ、害や危険性は小さく見せる）とが連動しているという、世の中の仕組みを見ることができました。それをまとめたのが、『薬害はなぜなくならないか』（一九九六年・日本評論社）でした。

薬は毒にもなる。アスピリンは優れた薬剤でしたが、ライ症候群という重い脳症の原因になるということで、特に子どものかぜ、インフルエンザには使われなくなりました。アセトアミノフェンやサルブタモールはＷＨＯ（世界保健機関）が必須薬のモデルリストにも載せている優れた薬ですが、大量に使用すると肝障害を起こして死亡することもありますし、殺人目的で使われれば、毒にさえなります。評価の甘い新薬には、ふつうに使っていても、薬としての利益より、毒として害を及ぼす影響が強いものが多数あります。従来品は一日平均数十円までなのに、それよりも薬効の優れないものが一日数万円もするという場合さえあります。

一九九〇年以降、特にこのような問題薬剤が市場に出ることが多くなってきました。医療に必要な基本的薬剤の大部分は一九九〇年までに開発し尽くされてしまったのに、生体に強力に働く物質は多数開発され、製薬企業の力が強くなり、国のチェック機能がますます甘くなっているからです。薬剤の評価にあたりオピニオンリーダーの専門家の評価が甘いこともあって、医師や薬剤師が得ている情報も、新薬に有利に偏ったものになりがちです。

だからこそ、市民は、製薬企業や国、医師（研究者）から、「毒」ともいえる欠陥品が処方されないように、自ら、良い薬と悪い薬（物質）を区別する必要があります。筆者が代表を務める特定非営利活動（NPO）法人「医薬ビジランスセンター」（通称＝薬のチェック）は、市民自らが薬の良悪を見分けられるように、市民に情報を提供するための組織ですが、そこで見定めた、薬といえる本物の「良い薬」と、薬とはいえない、「毒」になりやすい「物質」あるいは「悪い薬」を、どうしてそういえるのかも含めて、そのエッセンスを『週刊金曜日』で連載いたしました。この本は、それを最新情報に基づいて一部書き直したものです。ぜひ、みなさまの健康にお役立てください。

クスリのキホン

薬ってなに？

一般に「医薬品」といい、配合されている成分の効果が認められているものをいいます。薬事法では、①厚生労働省が定めた医薬品の規格「日本薬局方」に記載されている、②人や動物の診断、治療、予防に使用されることが目的とされている、③人や動物の身体構造や機能に影響を及ぼすことが目的とされている、このいずれかに当てはまるものを医薬品と定義しています。

医療機関で医師が処方する「医療用医薬品」、薬局・薬店で販売されているかぜ薬、胃腸薬、目薬などの「一般用医薬品」（市販薬、大衆薬ともいう）がありますが、本書では第一章で主に医療用医薬品について解説し、第二章で一般用医薬品、「医薬部外品」の問題点を指摘しています。

医薬部外品とは、医薬品に準ずるものとして効果が認められた成分が配合されてはいますが、薬事法では、吐き気や口臭、体臭、あせもや脱毛の防止、人や動物の保健のために使用する害虫駆除などを目的としたもので「人体に対する作用が緩和なもの」、つまり「効果が期待できる」という程度のものです。

ダイエット食品や健康食品はあくまで「食品」なので、基本的には、身体への効果は認められない、として規制されています。

一般名・商品名とは？

化学構造に基づく世界共通の名称のことを「一般名」といい、製薬会社が個々につける製品の名前を「商品名」といいます。

基本的に一つの物質に対して一つの一般名がつけられており、化学構造が同じでも製薬会社、薬の含有量、製剤によって異なる商品名がつけられ販売されています。

薬の成分やその作用を知るためには、一般名を基準に考えたほうがいいでしょう。しかし、医師はたいてい商品名で処方し、処方箋には商品名だけが記載されていることがほとんどです。一般名がわからず不安に思ったときは、医師・薬剤師に尋ねてみましょう。

第一章

必要な薬と不要な薬

❶「たかが……」とあなどるなかれ

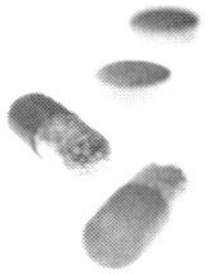

花粉症・アレルギー性鼻炎の薬

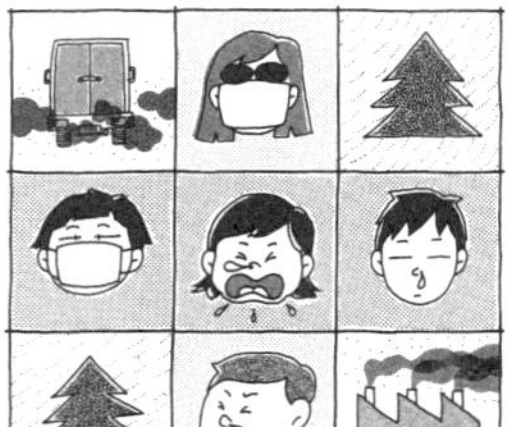

薬より防護！

アレルギー性鼻炎、花粉症の人たちが苦しむ、くしゃみと鼻水の仕組みはなんでしょう。鼻は空気が体内に入る最初の関門なので、その鼻に異物が引っかかると、それを追い出そうとする反応が体内で起きます。大きなものだと、くしゃみでその異物を追い出そうとします。それでも異物が追い出せないと、鼻水で異物を洗い流そうとする。くしゃみと鼻水はこのようにして出るのです。

花粉が入ってきても小さくて刺激が少ないので、多くの人には異物と感じられません。ところが花粉症の人の体は、花粉の成分を異物と認識し、それを追い出すように働きます。その仕組みは、ダニなどを異物と認識する喘息の場合とほぼ同じです。

花粉を追い出す働き

花粉を異物だと認識した人のリンパ球は、その花粉に対してだけ反応する「IgE」という種類の抗体をつくります。その抗体と花粉が結合したものが肥満細胞という細胞に作用し、その肥満細胞を壊します。すると肥満細胞から「ヒスタミン」「ロイコトリエン」といった化学物質が出てきて花粉がくっついた粘膜を刺激し、炎症反応を起こして、くしゃみや鼻水で花粉を追い出すのです。

少量の花粉が一時的に飛んできただけなら、くしゃみや鼻水で追い出せば済む。しかし多くの花粉が常に漂っていると、追い出しても追い出しても花粉は目の中、鼻の中に入ってきます。

そうすると、しょっちゅうくしゃみや鼻水が出る。それではたまらないから、治療薬としてくしゃみ、鼻水のもとになる「ヒスタミン」の働きを抑える抗ヒスタミン剤（1）、次いで炎症を起こす「ロイコトリエン」などの働きを抑えるステロイド剤（2）、その他抗アレルギー剤（3）が用いられています。また、強いくしゃみや鼻水、鼻をかむと、鼻の粘膜が傷つく。傷ついた粘膜を修復するために炎症反応が起こって、粘膜の血管が広がり、充血して腫れる。その血管を収縮させて一時的に粘膜の腫れを引かすために血管収縮剤（４）が使われています。アレルギーの人はちょっとした刺激で肥満細胞が壊れやすくなっていますが、クロモグリク酸は肥満細胞を壊れにくくします。

注意すべき薬剤は？

（1）抗ヒスタミン剤

抗ヒスタミン剤なのに抗アレルギー作用を売りにしているものがあります。中にはオキサトミドのように、体の動きがコントロールできなくなる錐体外路症状や月経不順などの害作用の大きいものがあります。

眠気が少ない新しい抗ヒスタミン剤は、効きが悪いと思って多くのんだり、他の薬剤との相互作用などで血液中の濃度が増した人や肝臓の悪い人では、眠気が少ないために過剰であることに気づかずにいて、突然重い不整脈で死亡する危険があります。このために「トリルダン」が販売中止になり、比較的安全な「アレグラ」などが発売されましたが、それでも重い不整脈が報告されています。

また、けいれんを起こし、重い障害が残った子の親から相談を受け、意見書を作成したことがあります。原因は明け方に23㎎/dL（正常は60～１００）というすごい低血糖を起こしたための脳障害でした。そしてその低血糖は、ムコダインのインスリンに似た作用と、空腹時に下がった血糖値を上げようとする生理作用を抗ヒスタミン剤が抑えたためと考えられました。

（2）ステロイド剤

アレルギーの原因となる抗原性物質・アレルゲンを、すぐに取り除くことができる動物や食品などによって起きた重症の反応の際、一時的にだけステロイド剤を用いるのならやむをえないし、それほど害もありません。しかし花粉は何カ月間か続きますから、その間ずっと使用すると危険のほうが大きくなる可能性があります。ステロイド剤の効果は強力ですが、感染症や、製剤によっては局所使用でも副腎機能の抑制などが心配です。

よほど重症でないかぎり、花粉症に内服のステロイド剤を処方する医師はあまりいないはずですが、ステロイド剤（長時間作用型で依存になりやすい。一般名・ベタメタゾン）と、抗ヒスタミン剤を組み合わせた製品「セレスタミン」を、抗ヒスタミン剤と思い込んで、気軽に処方する医師がいます。セレスタミンが処方されたら断りましょう。

（3）その他抗アレルギー剤

ステロイド剤より害作用が少ないとされていますが、喘息のように命にかかわる病気であっても、吸入ステロイド剤以上の効用があるとは考えられていません。花粉症、アレルギー性鼻炎は不快ではありますが、命にかかわるものではないので、なおさら必要がない。喘息には欧米でも使用されていますが、アレルギー性鼻炎に対して使用が許可されているのは日本くらいです。

（4）血管収縮剤

血管を収縮させると充血や腫れが軽くなり、鼻が通りますが、傷ついた鼻粘膜の修復に必要な酸素をはじめ、さまざまな栄養分の供給が滞り、かえって鼻炎は悪化します。鼻の粘膜だけではなく全身の血管を収縮させますから、当然ながら血圧が上がり、若くして脳出血を起こしたり、心筋梗塞、心不全や腸管の壊死を起こすこともあります。

その代表例がかつての市販薬「コンタック600SR」などに含まれていた成分。フェニルプロパノールアミン（PPA）は、アドレナリン系のエフェドリンという薬剤の仲間ですが、なかでも血管収縮作用の強い成分の混合物。これが特に危険と、二〇〇三年八月、国が指導して順次プソイドエフェドリン（PSE）含有の新製品に切り替わっていますが、これにも似た作用があります。漢方薬の「小青竜湯」もアレルギー性鼻炎の適応で販売されています。米国では、野球選手が急死した事件をきっかけに、その成分「麻黄」（別名「エフェドラ」もエフェドリン系物質の混合物）含有のサプリメントが規制の対象となっています。

血管が広がるのは、修復に必要な栄養分や酸素を大量に送り込む必要があるからで、回復するには通らなければならない現象です。薬剤で収縮させるのは逆効果です。

花粉症やアレルギー性鼻炎の患者さんはここ二〇年くらいで非常に増えてきました。さまざまな原因が考えられますが、食べ物をはじめ生活や環境中のいたるところに存在する化学物質にさらされ、体が過敏になっていることが関係していると考えられています。睡眠不足や精神的ストレス、栄養バランスの崩れにも関連があるでしょうから、まずはその点に注意してみましょう。究極の予防法はできるかぎり避けられる化学物質を避け、アレルゲンを避けること。薬より防護が大切です。

―化学構造などに基づく世界共通の名称
―製薬会社などによって異なる名称

必要

分類	一般名	商品名	コメント
抗アレルギー剤	クロモグリク酸	インタール、クモロール、ドルーミン、トーワタール、メインター、ルゲオンなど	有効で、もっとも害作用が少ない（高価）

限定使用

分類	一般名	商品名	コメント
眠気の出る抗ヒスタミン剤 ＊ほかの大部分の抗ヒスタミン剤、抗ヒスタミン剤系抗アレルギー剤も眠気が出る	ジフェンヒドラミン	ベナ、レスタミン、ベナスミン、レスミン、レスタミンA	口が渇く、眠気などの作用が結構強いので、乗り物や機械の運転はしないように。前立腺肥大や緑内障がある人には使えない（安価）
	マレイン酸クロルフェニラミン	ポララミン、レクリカ、アニミング、ネオマレルミンTR、ポラジット、マゴチミン	
眠気の少ない抗ヒスタミン剤	フェキソフェナジン	アレグラ	眠気が少ないので、気づかず過剰に服用することになり、不整脈の危険あり（高価）
	ロラタジン	クラリチン	
	エバスチン	エバステル	

抗ヒスタミン剤はすべて、小児（幼いほど）に低血糖から脳症を起こす危険がある。ステロイド剤や去痰剤（痰きり）を併用しているとなりやすい。また、抗ヒスタミン剤と、抗ヒスタミン系の抗アレルギー剤が併用されて、しばしば倍量処方になりやすい。

危険

分類	一般名	商品名	コメント
抗ヒスタミン剤系抗アレルギー剤	オキサトミド	セルテクト、アデコック、アレトン、イワトミド、オキサトーワ、スパクリット、デルトーマ、ペペシン、メクテクトなど	抗アレルギー剤として使用されているが、実際は抗ヒスタミン剤。筋肉の異常緊張や乳汁分泌、月経不順、高齢者ではパーキンソン症状などの害作用がある
抗アレルギー剤 *ほかの抗アレルギー剤は不要（高価）	トラニラスト	リザベン、アインテール、セキシード、マゴチラスト、リチゲーン、ラミセンスなど	抗アレルギー作用とともに、アレルギーを促進する作用もあり、出血性膀胱炎など重い害作用がある
ステロイド剤／抗ヒスタミン剤の合剤	ベタメタゾン・d-マレイン酸クロルフェニラミン	セレスタミン	長時間作用型で依存の起きやすいステロイド剤が入っていることを意識しないで、しばしば安易に処方されている
局所ステロイド剤	フルチカゾン	フルナーゼ点鼻液、小児用フルナーゼ点鼻液25	吸収されて全身への影響から副腎の機能が抑制される危険性がある。抗ヒスタミン剤、抗アレルギー剤の種類により、フルチカゾンの血中濃度が持続する恐れあり
血管収縮剤	フェニルプロパノールアミン ★	ダン・リッチ 〔市販薬〕パブロン鼻炎カプセル、ベンザブロックSPなど	血管収縮作用が強いので血圧が上昇し脳出血の危険があり、体のあちこちで虚血が起こりやすくなる。とくに高齢者では要注意 ★ダン・リッチは2003年12月で出荷停止。院内に残っていれば使われることも。また、フェニルプロパノールアミンは順次、類似のプソイドエフェドリンに切り替えられているが、なお市場にはフェニルプロパノールアミンを含有するものが出回っている可能性がある
	プソイドエフェドリン	〔市販薬〕アネトン、アルメディ鼻炎錠、ジキニン鼻炎AG顆粒、パブロン鼻炎錠S	
	メチルエフェドリン	〔市販薬〕アルペン子ども点鼻シロップなど	
※市販薬の製品は『日本医薬品集DB 2004年1月版』（じほう）による	ナファゾリン	プリビナ（点鼻薬）	

胃・十二指腸潰瘍の薬

急に意識障害＝せん妄が！

食べすぎ、胃もたれ、二日酔いで胃がムカムカ。早くなんとかしたい。私も経験していて気持ちはよくわかりますが、このような症状は時間が解決してくれます。

胃腸薬といっても抗潰瘍剤、吐き気止め、消化剤（消化酵素剤）、便秘薬、整腸剤、下痢止め、利胆剤、痔疾用剤、潰瘍性大腸炎用剤など、多種多様です。ここでは、胃腸薬の代表格、胃・十二指腸潰瘍に用いる薬剤を中心にお話をします。

胃・十二指腸潰瘍の薬は七種類で十分

胃には、食べ物といっしょに体に有害な菌やウイルスなどが入ってきます。強力な酸（塩酸）を主成分とする胃酸によって、有害なものを殺菌します。

胸やけが起こるのは、胃酸が食道にまで逆流してきたため。食道は胃酸で傷つくのに、胃の粘膜は胃酸がたっぷりあっても平気です。これは、胃の粘膜が分厚い粘液に守られているからです。アルコールの暴飲で胃が不快になるのは、アルコールから変化したアセトアルデヒドの中毒で脳が刺激されることと、この粘液が溶かされ、胃壁が直接胃酸の攻撃にさらされ、荒れるからです。

ところで、以前は完全に無菌状態と考えられていた胃の中にも菌がいることがわかりました。「ピロリ菌」（正しくは「ヘリコバクタ・ピロリ」）が胃・十二指腸潰瘍の原因として重視されるようになり、胃・十二指腸潰瘍の治療方法はすっかり変わってきました。

以前は胃酸を抑え、粘膜を保護すると称する種々の薬剤使用が主な治療方法だったのですが、現在はピロリ菌を抗生物質で消滅させてしまうことで、胃・十二指腸潰瘍がもっと治りやすくなったのです。

胃・十二指腸潰瘍の原因も、大きく二つに絞られてきました。ピロリ菌と、抗炎症解熱鎮痛剤を使用していることが二大原因です。もちろんストレスや喫煙、特に喫煙は相変わらず無視はできません。たばこを吸っている人は止めましょう。

世界の医学の教科書に載っている胃・十二指腸潰瘍用の薬剤は、次の七つです。

①胃酸を中和するもの（制酸剤）
②胃潰瘍の面に膜を張って、胃酸の攻撃を防御するもの（スクラルファート）
③副交感神経抑制剤（胃酸を抑え、胃けいれんを和らげる）
④H２ブロッカー（胃酸を抑える）

⑤プロトンポンプ阻害剤（胃酸を抑える）
⑥非ステロイド抗炎症剤により潰瘍ができるのを抑える薬剤（ミソプロストール）
⑦ピロリ菌を排除するもの（抗生物質）

厳密にはもう一種類（ビスマス剤）ありますが、日本では未承認ですし、なくても特に困りません。

しかし、日本にはこのほかに三〇種類余りの不要な薬があります。二〇〇三年四月に発表された厚生労働省研究班の胃潰瘍診療ガイドラインでも、約二〇種類の薬剤が「推奨しない」とされました。なかには、効かないだけでなく、危険なものもあり、それでいて高価ときていますから、たちが悪い。二三ページからの表にあげたものには、特に気をつけましょう。

日本発・世界的評価の高いスクラルファート

先にあげた七種類は、胃・十二指腸潰瘍の治療には必要な薬剤です。しかし、それでも注意すべきことはあるのです。使われすぎの割には危険性があまり浸透していないのがH２ブロッカー。

一方、世界的には評価が高いのに日本では評価が低く、しかも安価なため、逆にあまり使用されていないのがスクラルファートです。この二つについて特に詳しく解説します。

スクラルファートは、日本の中外製薬によって開発されたアルミニウム化合物です。胃酸を中和する作用もありますし、胃・十二指腸潰瘍面のタンパクと結合して膜を張り、胃酸の攻撃から守ります。少し便秘しやすいですし、食前に使用しないと効果がありません。少し使いにくいですが、潰瘍の再発率がＨ２ブロッカーよりも少ないし、感染症などの全身的な副作用が少なくて、良い薬です。重症患者のストレス潰瘍の予防に対しても、Ｈ２ブロッカーより優れています。

有効だけど害も多いＨ２ブロッカー

さて、問題のＨ２ブロッカー。効き目も確かですが、せん妄、つまり急性の認知症様症状を起こすことの多い要注意の薬剤です。ほかの薬剤で胃が荒れるのを抑えるために、胃・十二指腸潰瘍でなくても、病院では点滴などに入れて頻繁に使用されます。

郷里に住む当時八七歳だった父親が、胃潰瘍の出血で入院し、ＩＣＵ（集中治療室）でせん妄状態となりました。高齢ですから、Ｈ２ブロッカーでせん妄が起こる危険が高かったので、常用量の半分にしてもらったのですが、使いはじめてから三回目、入院翌日の夕方の点滴後二〜三時間してから（このころに起きることが多い）起き上がって「帰る」など無理なことをいい出し、つき添っていた姉を困らせました。

姉からの電話で、すぐＨ２ブロッカーの「ガスター」が原因だとわかったので、当直医に翌日から止めてもらうように依頼しましたが、当直医は「ＩＣＵ入院で不安になったため」、つまり「ＩＣＵ症候群」だといってゆずりません。説得に説得を重ねて、なんとか中止してもらい、その翌日には（ＩＣＵに入ったままでしたが）症状はなくなり、事なきをえました。

肺がんの四〇歳代の男性が、ホスピスに入院しました。高カルシウム血症治療のための薬剤が点滴され、腹痛があったためガスター（H２ブロッカー）の点滴もはじまりました。翌日、導尿していた管を切ろうとするなど急激に興奮しはじめました。H２ブロッカーによる典型的なせん妄の副作用でしたが、主治医はモルヒネやステロイド剤の影響を疑い、いろいろ試みましたが、肝腎のガスターの点滴は続けたままでしたので、だんだん悪化し、とうとう、種々の強力な精神安定剤（神経遮断剤）が使用され、その副作用で筋肉の緊張が高まり高熱となり（悪性症候群という状態）、最終的には解熱剤でショック状態となり亡くなりました。高カルシウム血症の影響は初期にはありましたが、ガスター実施前にはせん妄はなかったのですから、ガスターを中止していれば何事もなく治まっていたはずです。これは裁判でも因果関係が争われましたが、裁判所も理解できなかった残念なケースです。

H２ブロッカーは、胃壁にある胃酸分泌に関係するヒスタミンH２受容体を抑えて胃酸分泌を抑制します。胃・十二指腸潰瘍の治療を一変させ、それまでは手術が必要だった人も手術を免れるようになったほどの優れた薬ですが、その副作用に関する知識が医師にもあまり浸透していません。

ヒスタミンというのは体の防御機能を担っている重要な化学物質の一つ、炎症反応の重要なもので、炎症を始まらせるときにも、炎症を終わらせるときにも必要です。

アレルギーや炎症の起こりはじめにヒスタミンが関係することは医師もよく知っていますが、アレルギーや炎症を終わらせるときの役割は、あまり意識されていません。しかし、傷の治りかけにかゆくなる現象は、このヒスタミンによるものなのです。

H２ブロッカーは、その働きを抑えるので、胃酸だけでなく、必要時に白血球や血小板が増えるのを抑えます。そのため、感染症が起こりやすくなるのです（胃酸が減って菌が増殖しやすくもなる）。リンパ球の働きも抑えるため、自己免疫疾患を起こしたり、軽い自己免疫疾患が重症化したり、ほかの薬剤性アレルギーが悪化しやすくなります。そして炎症の終了に働いているヒスタミンを抑えると、炎症反応がなかなか完了しない。つまり、傷や感染症の完全な治癒が遅れてしまいかねません。

また、H2ブロッカーは、神経や精神にも作用します。高齢者ではせん妄がよく起きますし、全身のけいれんが起きることもあります。ゆっくり進行する認知症と違い、認知症様の症状が一日から数日のうちに起きてきます。服用量が多すぎたり、高齢者や腎臓が悪い人、がんの末期で高カルシウム血症を起こしているような人では、せん妄症状が出やすいので、特に注意が必要です。また、腎臓病や肝臓病の人では、ほかの副作用がより出やすくなります。

多用されている割に、せん妄や自己免疫疾患の悪化、感染症の悪化などが起きていることは、あまり知られていません。

市販の胃薬にも使われ、宣伝もよくされていますが、長期に使用するのは危険です。たかが胃腸薬とあなどるなかれ。

必要

分類	一般名	商品名
①制酸剤	炭酸水素ナトリウムなど	重曹、ドライ・ゲルなど多数
②アルミニウム化合物	スクラルファート	アルサルミン、アルトサミンなど
③副交感神経抑制剤	アトロピン	アトロピン、アトクイック
④H2ブロッカー	ラニチジン	ザンタックなど
	ファモチジン	ガスターなど
	シメチジン	カイロック、タガメット、クリエイトなど
⑤プロトンポンプ阻害剤	オメプラゾール	オメプラゾン、オメプラール
	ランソプラゾール	タケプロン
⑥プロスタグランジン系製剤	ミソプロストール	サイトテック
⑦ピロリ菌除菌用抗生物質	クラリスロマイシン	クラリシッド、クラリス
	アモキシシリン	アモリン、サワシリンなど

不要

分類	一般名	商品名	コメント
	レバミピド	ムコスタ	有効性の確実な証明はなく、安全性についても問題がありうる。このほか、「危険」に分類したものも含めて、合計30種類あまりが無効、あるいは危険性がありうる
	テプレノン	セルベックス	
	水溶性アズレン・Lグルタミン	マーズレン	
	エカベトナトリウム	ガストローム	
	トロキシピド	アプレース	
	塩酸セトラキサート	ノイエル	
	マレイン酸イルソグラジン	ガスロンN	
	ソファルコン	ソロン	
	プラウノトール	ケルナック	
	幼牛血液抽出物	ソルコセリル	
	ゲファルナート	ゲファニール	
プロスタグランジン	エンプロスチル	カムリード＊	有効量の3分の1のため無効
	オルノプロスチル	アロカ、ロノック	

＊厚労省研究班のガイドラインでは「有効」と評価されていたが、その根拠となっている論文の質は低く、根拠とはなりえない。

危険

分類	一般名	商品名	コメント
亜鉛化合物	ポラプレジンク	プロマック顆粒	胃を刺激し、潰瘍が逆に悪化することもある。量を増やすと、より強く胃を刺激する。しかもたいへん高価。
強力精神安定剤系抗潰瘍剤	スルピリド	アビリット、ドグマチール、ミラドール、オンペラン、クールスパン、シーグル、スペサニール、ピリカップル、ヨウマチールなど	高齢者でパーキンソン病やうつ病、痴呆様の症状が出ることもある。筋肉が勝手に動き、精神異常と間違われ、向精神薬を使われることも。
止血剤系	ベネキサート	ウルグート、ロンミール	脳梗塞や心筋梗塞を起こしやすく、再発しやすくなる。

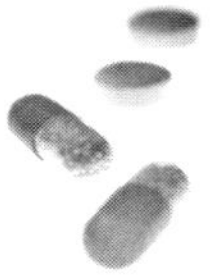

下痢・便秘の薬

まずは原因を見直す

便が水のような液状か、軟らかい半液状になった場合を下痢といいます。逆に便秘は、水分の少ない硬い便で、それまでより排便回数が少なく出にくくなった状態をいいます。

下痢も便秘も、気分が不快にならなければ、特別病気と考える必要はありません。

抗生物質が不要な下痢

下痢は、大腸の中に大量の水や油がたまって吸収されないことで起きます。大腸の中に大量の液がたまる理由は主に三つ。

①腸の中に侵入した異物や細菌、ウイルスを排除するため腸に炎症が起きた場合、②大量の水（特に冷たい水）や油が一度に大腸内に入る場合、③ホルモンや薬剤、ストレスなどで腸の中に水分が分泌されたり腸の運動が高まる場合、です。

多くの下痢は異物を排除するための一種の防御反応ですから、薬で下痢を止めると治りが遅くなります。無駄に薬を使わないためには、下痢の種類を知る必要があります。

下痢で医者にかかると、よく抗生物質や水分吸着剤、腸の動きを止める薬剤などが処方されます。しかし、腸内にはもともとたくさんの細菌がバランスを保って棲んでいるため、抗生物質を使うと、大きくバランスを崩すことになり、下痢が逆に治りにくくなります。ノロウイルスなどウイルス性の下痢に、抗生物質は決して使ってはいけません。

サルモネラやO－157のような細菌による下痢もありますが、ほとんどは自然に治っていきます。抗生物質は必要ありません。ただ、下痢がいろいろな病気のはじまりであることがあります。長引く場合には、潰瘍性大腸炎や膵炎、食物アレルギーや薬剤アレルギーでないかを確かめましょう。

また、下痢を止めるために水分を吸収する薬（いわゆる下痢止め：ケイ酸アルミニウム）や、動きすぎる腸の動きを止める薬も使われますが、これらもよくありません。

腸の動きを止める薬は、ロートエキスやアトロピン、臭化ブチルスコポラミン（商品名「ブスコパン」）などの副交感神経を抑える薬剤、リン酸コデインや、その仲間のロペラミド（商品名「ロペミン」など）がありますが、使用すると原因物質の排除が遅れます。細菌性やウイルス性の下痢、特に熱のある下痢に用いると治りが悪くなります。腸炎が重症化すると腸が麻痺し、壊死性の腸閉塞を起こすこともあります。ロペラミドは、米国では六歳未満、日本でも二歳未満の小児には使いません（禁忌～原則禁忌）。大人でも、熱のある下痢には使わないこと。

吐き気止めも子どもの下痢には効果がなく、やっかいな副作用があるので避けたほうが無難です。

下痢、便秘の原因は？

脱水にならないように温かい水分（番茶や味噌汁、スープなど）をとり、温かいものを食べて安静にしていれば、ノロウイルスなどによる下痢は二〜三日で自然に治まります（冷たい水分は下痢を誘発しますので避けてください）。ただし、子どもの嘔吐が激しく、ぐったりし、舌が乾き目がくぼみ、尿が少なく濃く、体が冷たくなっていて、ふだんの体重に比べて七％以上体重が減った場合は脱水が相当強い状態です。病院に行き、点滴などの処置を受けましょう。

感染症ではない下痢に、対症療法的に腸の動きを緩める薬剤を用いるのは構いません。下痢止めをのむ前に、下痢を起こす薬剤（抗生物質や非ステロイド抗炎症剤など多数）をのんだりしていないか、服用している薬を確認し見直してみてください。

また便秘には、放置すれば命にかかわる便秘と、そうでないものがあります。便やガスが出ず、ぐったりする場合や、だんだんと便が出にくくなる、便が細い、下痢と便秘を繰り返すなどの症状がある場合には大腸がんの場合がありますので、受診が必要です。それ以外の便秘は、線維性の食事の不足やストレス、不規則な排便習慣、腸管運動を鈍らせる薬剤（降圧剤や安定剤）などで起きます。便秘で薬に頼る前に、食習慣や排便習慣、使っている薬を見直してみてください。「便が出ない」という人の中に下痢で便が軟らかくなり、出そうで出ないのを「便秘」という人がいます。間違わないように。

だめ！「正露丸」

正露丸の主成分クレオソートは、製法はどうあれ、フェノール一四・五％、クレゾール一六・八％などの消毒剤を含むフェノール系化学物質の混合物です。フェノール系化学物質であるクレオソートは細胞毒です。WHOの国際がん研究所（IARC）の分類で、ヒトに対する発がんの証拠はかぎられているが動物に対する発がんの根拠は十分であり、全体としてみた場合、「たぶん発がん物質」に分類されています。神経や血液、腎臓をも傷害します。

動物実験では、下痢を抑える量を三カ月から二年用いると貧血が起き、ヒトが使う量の三〜三・五倍で腫瘍ができ腎臓萎縮が起きています。安全な量がどの程度なのか不明です。ある六〇歳の男性は、七日間に常用量の約四倍（約二五〇個）の正露丸をのんで、腸が麻痺して腸閉塞になり、小腸壊死のため八〇cmも小腸を切除しなければならなくなりました。手術後は尿毒症になりましたが、透析でかろうじて一命をとりとめました。つまりヒトでも、たかだか四倍の量を服用してしまうと、一週間で死亡しかねないという毒性をもっているのです。

添付文書（薬の説明書）には、「5歳未満には禁忌」「水や白湯なしでは絶対服用しない」など、〝絶対してはいけない〟ことが四つも書いてあります。正露丸をのむのは止めましょう。

また、ウイルス性腸炎はこわい病気ではありません。手洗いを励行し、加熱調理を心がけること。かかったら温かいものを食べ、水分と塩分を補給して安静を心がければ、二〜三日で治る病気です。

下痢治療・予防の原則

1．急性の下痢、感染性の下痢は、「下痢止め」で止めない。吐き気止めも不要
2．明らかな下痢の原因があれば、薬なども含めてそれを避ける
3．水分と電解質（塩分）の補給が基本（ただし冷たいのはよくない）
4．乳酸菌製剤は使ってもよい
5．過敏性腸症候群などの慢性下痢には、腸の動きを和らげる薬（抗コリン剤）を必要に応じて
6．予防：日ごろの健康管理（栄養、運動、休養）と手洗い励行、加熱調理を心がけること

急性下痢に使ってよいもの

分類	一般名	商品名	コメント
電解質剤	電解質剤	ソリターT顆粒2号、同3号	冷たいものは下痢を誘発する
乳酸菌製剤	ビフィズス菌	ラックビー、ビオスミン、ビオフェルミン、ビフィスゲン、ビフィダーなど	まれに過敏症。腸切除後に大量使用でアシドーシスが生じうる

急性下痢に使ってはいけないもの

分類	一般名	商品名	コメント
モルヒネ様物質	ロペラミド	ロペミン、ロペラミド、ロペニール、カグダリン、フッセンなど	感染性下痢、炎症性腸疾患には大人も子どもも禁忌。6歳未満はほかの下痢も禁忌。高齢者も要注意。感染でない激しい下痢のみに短期間だけ可
	リン酸コデイン	リン酸コデイン、リンコデ	
	リン酸ジヒドロコデイン	リン酸ジヒドロコデイン散、ヒドロコデイン散	
鎮痙剤（抗コリン剤）	臭化ブチルスコポラミン	ブスコパン、ブスコム、ブチスコ、ブチブロン、ビビーフなど	機能性下痢のみ適応、「細菌性下痢」は添付文書上も禁忌
	臭化チメピジウム	コリリック、セスデン、ソピタムなど	適応症として「腸炎」があるが、基本的には上記と同じ
	硫酸アトロピン	リュウアト、硫酸アトロピン	「下痢」関係の適応症なし
抗生物質	種々	種々	入院を要する重症例の一部（MRSA、赤痢等）に要し、ほかは無用
吸着剤	ケイ酸アルミニウム	〔天然〕アドソルビン	無効
制吐剤	メトクロプラミド	エリーテン、テルペラン、プリンペラン、ネオプラミールなど	無効。筋緊張異常（小児）やパーキンソン（高齢者）等副作用に注意
	ドンペリドン	ナウゼリン、アースレナン、コバペリドン、ジャックマール、セロベース、ドリッカーなど	神経系の副作用は少ないが、脱水などで血中濃度が高まると、重い不整脈でショックや、突然死の危険がありうる

急性下痢・慢性下痢とも使ってはいけない

分類	一般名	商品名	コメント
止瀉剤	クレオソート製剤	正露丸(各社)	(本文参照) 細胞毒。下痢や痛みが止まるのは、神経が麻痺するため

下痢を起こす薬剤

分類	一般名(商品名)
αグルコシダーゼ阻害剤	アカルボース(グルコバイ)、ボグリボース(ベイスン)など
吸収不良糖類	キシリトール、ソルビトール、ラクツロースなど
塩類下剤	マグネシウム剤
抗生物質	種々
抗菌剤	種々
放射線	放射線、特にイリノテカン、ゲフィチニブ(イレッサ)など
抗がん剤	種々
免疫抑制剤	種々
アナフィラキシー反応として	種々
刺激性下剤	センナ(種々)、ビサコジル(テレミンソフト、コーラックなど種々)、ピコスルファートナトリウム(ラキソベロンなど種々)
プロスタグランジン製剤	ミソプロストール(サイトテック)、エンプロスチル(カムリード)、オルノプロスチル(アロカ、ロノック)、ジノプロストン(プロスタグランジンE2錠)
コリン作動剤	ジスチグミン(ウブレチド)など
α1遮断剤(αブロッカー)	プラゾシン(ミニプレスなど)、ドキサゾシン(カルデナリン)
抗ドパミン剤(吐き気止め)	ドンペリドン(ナウゼリン)、メトクロプラミド(プリンペランなど)
抗精神病剤	クロルプロマジン、ハロペリドールなど種々
SSRI(抗うつ剤)	パロキセチン(パキシル)、フルボキサミン(デプロメール、ルボックス)
ジギタリス製剤	ジゴキシン、ジギトキシン
利尿剤(ループ利尿剤)	フロセミド(ラシックスなど)
利胆剤	ケノデオキシコール酸
抗不整脈剤	キニジン
金製剤	オーラノフィン

便秘に比較的安全なもの

分類	一般名	商品名	コメント
膨張性下剤 （水分を含んで便を増量する）	カルメロースナトリウム	バルコーゼ	水分を含んで便を増量する
	プランタゴ・オバタ種皮など	リズムランなど（2004年に医薬部外品となった）	車前子（シャゼンシ）の種皮。センナやビサコジルなどより安全
塩類下剤 （便の水分を増やし便を軟化）	酸化マグネシウム	酸化マグネシウム（各社）、マグラックスなど	腎障害の人はマグネシウムが蓄積するので要注意

※食事や排便習慣の見直しは必須

便秘に連用してはいけないもの

分類	一般名	商品名	コメント
刺激性下剤 （センナ類）	センノシド	センノサイド、プルゼニド、センナリド、ソルダナ、チネラックなど	強い刺激作用があり、腸粘膜の神経を障害して腸の動きがますます麻痺するため、習慣性になりやすい。連用は禁物である
	センナ・センナ実	アローゼン、セリナリート、アロセンド、ピムロなど	
	センナエキス	アジャスト、ヨーデルSなど	

※連用している人は、食事と排便の習慣を見直すことが必須

危険

分類	一般名	商品名	コメント
刺激性下剤	ビサコジル	テレミンソフト 〔市販薬〕コーラック	より強い刺激作用がある。腸粘膜の神経を障害して腸の動きがますます麻痺するため、習慣性になりやすい
	ピコスルファートナトリウム	ピコダルム、チャルドール、ピコベン、スナイリン、ラキソベロン	

※連用している人は、食事と排便の習慣を見直すことが必須

便秘になる薬剤

分類	一般名（商品名）	コメント
アルミニウム化合物	ケイ酸アルミニウム、水酸化アルミニウムゲル、スクラルファート	水分を吸収し、便を硬くする
カルシウム化合物	グルコン酸カルシウム	
アトロピン系薬剤（抗コリン剤）	アトロピン、臭化ブチルスコポラミン	腸の動きをにぶくする
抗コリン作用のある薬剤	三環系抗うつ剤：イミプラミン	
	抗ヒスタミン剤：クロルフェニラミン 神経遮断剤：クロルプロマジン、ハロペリドール 抗不整脈剤：ジソピラミド（リスモダンなど）	
麻薬系（オピオイド）	モルヒネ、コデイン、ロペラミド（ロペミン）	
カルシウム拮抗剤	アムロジピン、ニフェジピンなど多数	
ペソゾジアゼピン剤	抗不安剤:ジアゼパム、メダゼパム（レスミット）など多数 睡眠剤:トリアゾラム（ハルシオン）、ゾルピデム（マイスリー）など多数	
非ステロイド抗炎症剤	インドメタシン、ジクロフェナク（ボルタレン）など多数	
鼻閉用薬剤	ダン・リッチなど多数	
咳止め	コデイン＋エフェドリンなどの合剤	
下剤過剰	——	腸閉塞の危険。下痢する薬剤を服用して急にガスも便も出なくなることがある
感染・物理化学物質	——	抗生物質、放射線、抗がん剤等で強い炎症反応が生じると最初は下痢を生じるが、腸管臓器としての機能が不全状態に陥ると、麻痺するために便が出なくなる

❷ 薬で〝病気〟にさせられる

インフルエンザワクチン

インフルエンザ予防にワクチンはいらない

毎年、マスコミや医師会、厚生労働省あげて「インフルエンザこわい」キャンペーンが繰り広げられ、ワクチンの接種が勧められています。「インフルエンザで老人が死亡」「インフルエンザ脳症で小

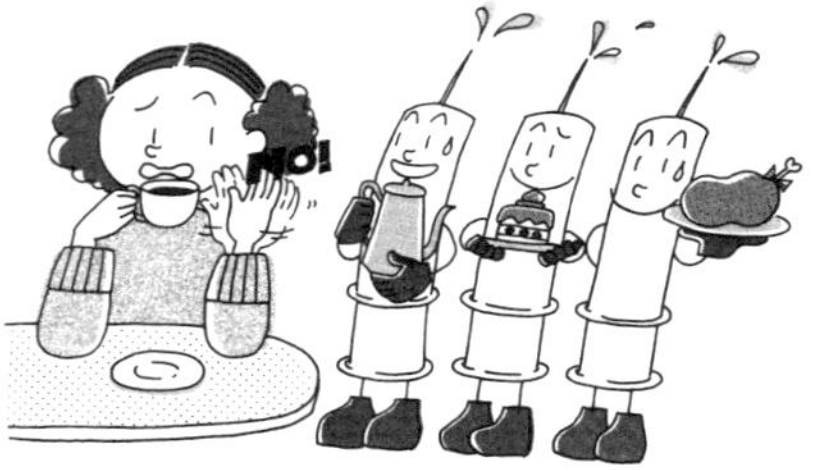

児が死亡」というように、インフルエンザのこわさが強調され、「インフルエンザにかからないためにワクチンを」「かかればすぐに病院に行って検査をして特効薬を」と、薬を使わせるキャンペーンはすごいものです。しかし、ワクチンが予防に効くというデータはありません。

インフルエンザとは、「流行性感冒」という名前が示すように、かぜの一種です。「かぜくらいでは仕事を休めないから、明日までに治したい」と、解熱剤を使って無理やりに熱を下げるのが一番よくないのです。

インフルエンザには、大きく分けてA、B、C型の三種類のウイルスがあります。一般的なかぜよりも症状がやや強いのがA型で、症状も感染力も強いですが早く治ります。C型はほとんど流行することがなく、症状は軽いものの、長引くことが多い。B型は流行しない年と、する年があり、症状の強さや経過はAとCの中間くらいになります。

つまり、B型やC型はふつうの「かぜ」なみで、A型が「かぜ」としては少々強いということになります。強いといっても、解熱剤で熱を下げて仕事を続けるというような無理をしなければ、ふつう重症になることはありません。重症化して死亡している場合、その多くは抗炎症作用の強い解熱剤のせいなのです。

集団義務接種の中止

三〇年ほど前、群馬県前橋市医師会は、病気の予防に力を入れていたので、インフルエンザワクチ

図1　接種地区(3市)と非接種地区(2市)「インフルエンザ欠席率」の比較

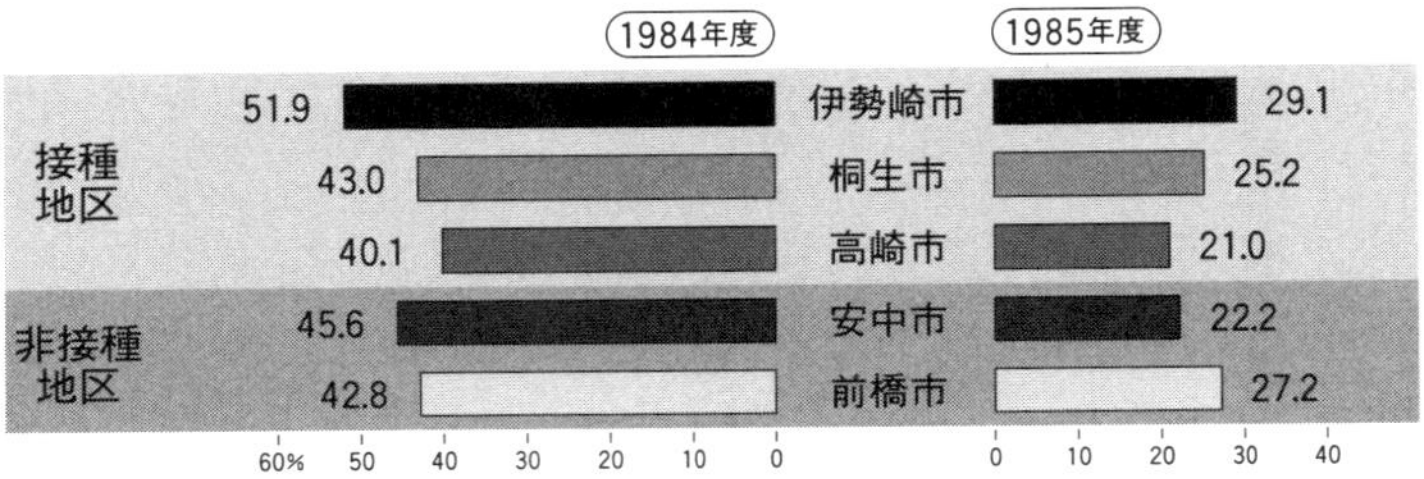

(原典:前橋市インフルエンザ研究班1987年編集・発行『ワクチン非種地域におけるインフルエンザ流行状況』より著者改変)

インフルエンザワクチンの接種を行なっていない安中市、前橋市と、70%以上の接種率がある伊勢崎市、桐生市、高崎市の小学生で、インフルエンザにかかって欠席した率を比較した。差はなく、ワクチンの接種と、罹患には関連が見られない。むしろ、伊勢崎市は非接種市よりも欠席率が高い。

ンの接種にもとりわけ熱心でした。ところが、懸命に接種率をあげても、毎年毎年インフルエンザの季節になると、インフルエンザは相変わらず流行する。効いているのか疑問に思っていたところ、一九七九年に、接種した子がけいれんを起こし、重度の障害を残してしまいました。そこで、ワクチンの副作用ではないかと、接種を中止することに決めたのです。

しかし前橋市医師会は、中止するだけでなく、中止した後の一九八一年から五年間で、インフルエンザにかかりやすくなったかどうかを検証しました。これが、世界に誇る貴重な研究結果となったのです。熱心に接種した市と、集団接種をせず、任意の接種もほとんどしなかった市とで、インフルエンザのために欠席した子の割合には差がありませんでした(図1)。また、学校単位でワクチンの接種率と欠席率を比較しても、まったく関連が認められなかったのです(図2)。

この調査を受け、接種数は激減、一九九四年に集団接

図2　小学校におけるインフルエンザワクチン2回接種率と欠席率との相関

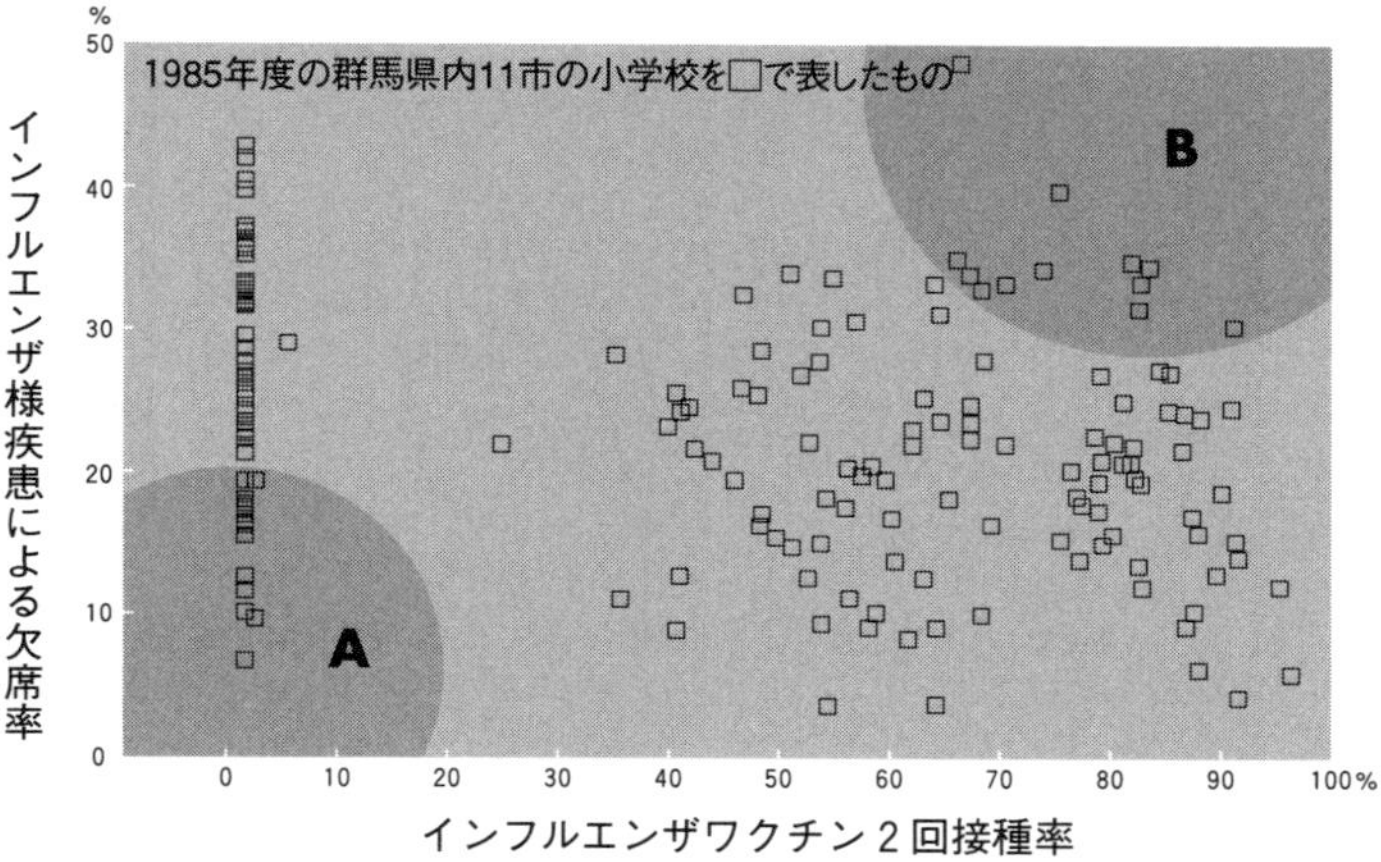

（原典：図1に同じ）

群馬県内全11市のワクチン2回接種率と、インフルエンザ様疾患による欠席率との相関を表した。ワクチンが効くなら、2回接種率が高い学校ほど欠席率の低い下部にあり、接種していない学校ほど欠席率の高い上部にあるはず。しかし、接種しなくても欠席率が低い学校群Aと、高い接種率でも欠席率が高いB群があり接種率と欠席率にまったく関連は見られない。

種が全国で完全に中止となりました。しかし、二〇〇一年一一月にインフルエンザワクチンの高齢者への公費負担が導入されたことで、再び接種が勧められています。

外国では適切な研究でワクチンの効果が確かめられたと日本の政府はいっていますが、最大の根拠となっている高齢者を対象にした研究をきちんと見直し、インフルエンザかどうかの判定を、発熱も含めた適切な臨床診断で行なうと、差がありませんでした（ワクチンを使わなかった九一一人中一二・六％、ワクチン群九二七人中一一・五％にインフルエンザ様の症状が生じた）。しかも、死亡者は、ワクチン群のほうがむしろ多かったのです

（三人対六人）。これでは効かないとしかいえません（一九九四年、Govertらの調査）。

比較にならない「効果」

また、日本の厚労省は、高齢者や小児に効果があったといいますが、これまでの日本の研究はすべて、ワクチン接種を希望した人と希望しなかった人とで比較されたものです。本来、ある物質の効果を確かめるためには、対象になる人を公平に二群に分けて、一方には薬となる候補の物資を用い、他方には用いないようにして、病気の起こり方や治り方を比較しなければなりません。

ところが、厚労省が効くという根拠にしている、厚労省の研究班が一九九九年に実施した老人施設入所者の調査では、接種希望者一一三七人と、接種を希望しなかった一〇四四人とで比較しています。接種希望者は接種できる比較的元気な人が多く、希望しなかった人は接種もできない弱った老人が多く含まれています。そうして、「予防接種を受けない場合を『一』とすると、予防接種を受けることにより、死亡の危険を〇・二、入院の危険を〇・四〜〇・五、発病の危険を〇・六〜〇・七に下げることが証明されています」といっているのです。

しかしこんな比較だと、ワクチンの効果を見ているのではなく、元気な人と弱っている人の違いを見ているだけです。前橋市の小中学生の何万人、何十万人の調査で有意の差が出ないものが、この程度の規模の調査で死亡の相対危険度が〇・二などになるはずがありません。

厚労省の研究班が実施した、小児での効果を検討した調査（二〇〇〇年一二月〜二〇〇一年三月に調査）でも、「ワクチンを希望して受診した健康な子」と、「小児科に何らかの病気で受診してワクチンの接種を希望しなかった子」を比較して、その後一五週間の発熱の状況を比較しています。二〇〇三年に実施された調査も同様です。

この種の調査では、ふつう三八度以上の発熱した子の割合を見るのですが、この調査では、それでは有意の差はなかったのです。三九度になった子の割合で見て、ようやく有意であったとしています。そして、一歳未満や四歳の子は、ワクチンを接種した子のほうが、かえってインフルエンザにかかりやすいという結果であり、調査結果が首尾一貫していません。これではやはり効いたことにはならないのです。

予防は体を温めること

インフルエンザウイルスは、閉鎖した空間で、くしゃみや咳で飛び散った飛沫の中のウイルスから空気感染します。真冬に流行するのは、ウイルスは冷たい場所でよく増殖し、高温では増殖できなくなるためです。流行時に寒いところに長居は禁物。電車や狭い教室内でマスクをするのは、くしゃみでウイルス入りの飛沫をばらまかないためと、飛散したウイルス入り粒子が鼻や口に入り込みにくくし、喉を冷やさないために効果のある方法といえます。冬はもちろん、夏でも冷たい食べ物よりも、温かい食べ物がいい。温かい鍋ものをふうふうしながら少し汗をかくほど食べ、喉や体を温めることで、冷たいところが好きなインフルエンザウイルスやかぜウイルスを追い出すことになるはずです。

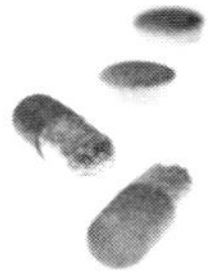

抗インフルエンザウイルス剤

効かない・危険な抗ウイルス剤

数ある抗インフルエンザウイルス剤中、感染力も症状も強いA型のインフルエンザにも、B型のインフルエンザにも効き、しかも内服剤ということで、現在もっともよく用いられているのが「タミフル」（一般名・オセルタミビル）です。

米国ＦＤＡ（食品医薬品局）の最近のデータでは、世界で使われている総量の実に約八〇％が日本で使われていました。常識で考えて、世界のインフルエンザの八〇％が日本で流行している……などということはありえないわけですから、これは異常な使われ方としかいいようがありません。

出回っている検査キット四種類は、どれもA型とB型を区別することができるし、診断の精度は上がっています。ところが、インフルエンザウイルスにはタミフルが効くタイプと効かないタイプがあり、効くか効かないかは、この検査キットでは見分けられないのです。

A型インフルエンザウイルスは、変異が多く、たくさんの種類があります。大きく分けて、Ｈ１Ｎ

抗インフルエンザウイルス剤

効くタイプと効かないタイプがある。万能ではない

一般名	アマンタジン	ザナミビル	オセルタミビル
商品名	シンメトレル	リレンザ	タミフル
剤型	経口剤	吸入剤	経口剤
対象	成人・小児	成人	成人・小児
効くウイルス型	A型	A型　B型の一部	A型の一部　B型の一部
副作用	吐き気、ふらつき、不眠、けいれん、悪夢、不安、ふるえ、便秘、下痢、嘔吐、興奮、錯乱、幻覚、肝機能異常、腎障害など	喘息の人の発作の誘発、声がかれる、頭痛、下痢、発疹、かゆみ、喉頭刺激感、口渇、口内炎、耳鳴りなど	異常行動、せん妄、幻覚、低体温、呼吸抑制、チアノーゼ、睡眠中突然死、嘔吐、下痢、肝機能異常（5％以上）、腹痛、吐き気、口内炎、頭痛、不眠、腎障害、糖尿病悪化、耳痛、結膜炎、重症薬疹など
	使用した約30％にアマンタジン耐性のA型ウイルスが出現するとの報告もある	鼻から吸入するので慣れないと困難。日本と北米の臨床試験では無効だったので、A型でも効かないものがあるかも	発症後、24時間をすぎてからの使用で極端に効かなくなる。A型の中にも効かないタイプがある。慢性喘息の子には無効だった

1タイプ（いわゆるソ連型）と、H3N2タイプ（いわゆる香港型）があります。

日本のインフルエンザは、過去二〇年間の平均ではA香港型が全体の約半分、Aソ連型とB型が約四分の一ずつ。ただし、年によってバラバラで、その年にどのタイプが流行するか前もってはわかりません。日本の臨床試験では、タミフルはAソ連型には効きましたが、香港型にはまったく効きませんでした。

そもそも、ふだん健康な子はインフルエンザにかかっても自然に治ります。ほんとうに効いてほしいのは、身体が弱く、ほかに病気を抱えた子ですが、慢性喘息の子を対象にした臨床試験（三三五人）では、タミフルを服用すると治るのが早い子がいる反面、治りが悪い子も多くいました。症状が出始めて二四時間以降に服用を開始した子は、特に治りが悪かったのです。しかも、〝効かない〟だけではないのです。危険であることがわかりました。

「タミフル」は危険！

インフルエンザ感染後、子どもが睡眠中に突然死する死亡事故が起きています。二〇〇二年、二〇〇三年の冬から、インフルエンザにかかった子どもに従来とは異なるタイプの脳症が起きています。二〇〇四年に出された「平成十五年度報告書」で、厚生労働省の研究班でも「インフルエンザ発症後、数時間で死亡する症例」と認識しています。タミフル服用後の事例が多く、どれだけ甘く見ても、その関連は否定できません。むしろ関連は濃厚です。

アセトアミノフェン以外の解熱剤の害が認識され、解熱剤によるインフルエンザ脳症の害反応が減ってきたように思った矢先のことです（注1）。

これまでのインフルエンザ脳症と違い、意識障害など脳症の症状が出ないまま、睡眠中に突然死した子が大阪だけで六人いました。これは、人口比で考えると、全国では一〇〇人近くいる可能性がある規模です。同時期に米国、ほかの地域でも新型脳症が報告されていたことがわかっています。

この新型脳症を報告したのは、大阪市立総合医療センター小児救急科の塩見正司医師です（注2）。報告によれば、インフルエンザにかかり睡眠中に突然死した子六人のうち、三歳以下の幼児五人中四人が、タミフルを服用していました。死亡した三歳の男児は生まれてはじめての「A型インフルエンザ感染」と迅速検査キットで診断され、処方されたタミフルドライシロップ一回分を最初に服用してから、昼寝をしていて約二時間後に呼吸が止まっているのが発見されました。別の二歳の子は、タミフル一回目の処方後眠りにつき、翌朝心肺停止で発見され、病院に到着したときには死後硬直がありました（注3）。

その後、私のところに、異常行動のあとに事故死した一四歳と一七歳の男子、それに服用から約三時間後、一〇分間呼吸が止まっていた二歳の男子と、相次いで三人の遺族から相談が持ち込まれました。そして、この三人の例について、二〇〇五年一一月一二日、三重県津市で開かれた日本小児感染症学会で発表したところ、『毎日新聞』が大きく報道し、多くのマスメディアの注目を集めました。

中学二年生の男子（一四歳）はタミフル一カプセル服用後、二時間も経たないうちに自宅マンションの九階から転落しました。警察の調べでは、外付け階段の手すりを外からつかんだ本人の指紋があったということですから、意識がもうろうとした状態での異常行動としかいいようがありません（注4）。

これらの情報に接したとき、私はすぐに薬害の可能性を指摘し、タミフルが原因であろうと推測しました。それまでにすでに詳しく見ていた動物実験での離乳前の赤ちゃんラットの死に方とそっくりだったからです。ラットの脳からは、成熟ラットの三〇〇〇倍もの高濃度のタミフルが検出されています。

睡眠中の死亡は動物の呼吸抑制死に酷似

「十分関連がある」と考えた理由は、以下のようにまとめられます。

①タミフル小児用シロップが二〇〇二年七月に販売開始となったその冬に、新型脳症が報告された

②乳幼児突然死症候群（ＳＩＤＳ）は一歳以上では非常にまれ

③従来のインフルエンザ脳症は、急な経過でも死亡までに半日から一日かかるが、新型脳症は睡眠中の二時間程度でも突然死する

④その経過がタミフルの動物実験のラットの死に方とそっくり。赤ちゃんラットは一回投与一〇分～四時間後に死亡。タミフルを服用した四人中四人とも一回服用しただけで睡眠中に死亡

⑤赤ちゃんラットの死亡は脳内に大量のタミフルが移行し（成長ラットの三〇〇〇倍）呼吸が抑制された結果と考えられ、その量はヒト換算でたかが一〇～二〇倍程度

⑥脳が成熟していてもインフルエンザにかかれば未熟状態と同じ状態になりうるため、タミフルが脳内に移行しやすくなる
⑦タミフルの動物実験では呼吸抑制作用だけでなく体温低下、呼吸不規則、チアノーゼ（酸素不足で唇口などが赤黒っぽく紫色になること）もあった
⑧ヒトでも、大人も子どもも三五度以下、ひどい場合は三二度台の低体温になりうることを厚労省研究班の菅谷憲夫医師も認めている
⑨低体温とチアノーゼが同時に認められる例、低体温と幻覚、意識消失が同時に認められた例、チアノーゼと呼吸困難、異常行動が同時に認められた例がある
⑩睡眠中突然死も含め、これらはすべてタミフルの薬理作用である中枢抑制作用が過剰に働いたものとして説明が可能である

したがって、タミフル服用後に突然死した子や異常行動後の突然死はその害（副作用）と考え、医師から国への報告が必要です。国は早急に調査をすべきです（詳しくは『ＴＩＰ』二〇〇五年二月号、『薬のチェックは命のチェック』№12改訂増補版、『薬のチェックは命のチェック』インターネット速報版№49、50、61、62〔URL http://npojip.org〕参照）。

治療効果も疑問、乳児には絶対禁止に

乳児に対するタミフルの効果はもちろん調べられていないうえ、メーカー自身、乳児には使わない

ようにと呼びかけています。製造元のロシュ社（本社・スイス）が行なった前述の動物実験の結果をよく知っているからです。日本では、そのことを知らない一般臨床医と、知っていても知らぬふりの国や学者が乳児に使ってもかまわないとして使っていますが、これは危険きわまりない。

またタミフルの服用で、三歳まではほぼ三人中一人に耐性ができ、効きが悪くなることもわかっています。

ふだん健康な小児に対する効果は外国のデータしかありませんが、そのデータでもせいぜい二四時間ほど早く症状が治まる程度であり、英国などではふだん健康な子には推奨されていません。日本人では、使用した子と使用しなかった子を無作為に振り分け、比較して効果を見るランダム化比較試験は実施されていません。

さらに欧米で実施されたランダム化比較試験の結果では、本来効いてほしい慢性喘息をもっている子には、タミフルは無効であることが証明されています。喘息児では、熱などの症状が出始めた最初は効いているように見えますが、六割くらいの子で症状がなくなってきたあとに治りが遅くなる子が続出しました。インフルエンザにかかっている期間の平均は、タミフルを服用したほうが長かったのです。

タミフルは小児には使い道はないし、小児への予防にももちろん承認されていません。NPO法人医薬ビジランスセンター（薬のチェック）が発行する『薬のチェックは命のチェック』の結論では「危険」。「使ってはいけない」のです。

高齢者や糖尿病患者にも予防効果はない

さらに、子どもだけではありません。タミフルは、同居家族がインフルエンザにかかった場合に、高齢者や糖尿病患者などに予防的に使用が認められるようになりました。しかし、その根拠となった臨床試験のデータをみると驚きです。日本で、ふだん健康な人を対象にランダム化比較試験が実施されましたが、タミフルを使ってもプラシーボ（偽薬）を使っても、インフルエンザの罹患頻度に差がなかったのです（プラシーボ群二三・五％対タミフル群二一・九％）。高齢者や糖尿病患者を対象とした予防効果をみる臨床試験は、世界中どこでも実施されていません。

では、なぜインフルエンザ予防にタミフルが承認されたのでしょう。そのカラクリは、検査でウイルスを検出できないインフルエンザの罹患頻度はプラシーボ群九・八％に対してタミフル群一八・七％と増えていましたが、ウイルスが検出できるインフルエンザの罹患頻度がプラシーボ群一三・七％に対してタミフル群三・二％と低かったから、です。つまり、インフルエンザの症状は予防できなかったが、インフルエンザウイルスの検出が防止できたからよい、ということです。

おまけにタミフルは、糖尿病患者への予防のための効果は確認されていませんが、種々の臨床試験から糖尿病を悪化させることだけは確認されています（統計学的に有意）。なぜ糖尿病患者を予防の対象にしているのか、きわめて不可解なのです。

インフルエンザウイルスの病原性はそれほど強くなく、健康な人ではほかの感染症でないかぎり、重篤化することはありません。小児にもインフルエンザは脅威の感染症ではないし、慢性喘息児もふだん健康な子と治癒期間にほとんど差はありません。

予防効果も確認されていないのに、適応外にさえ服用を勧める医師がいます。マスメディアまでがタミフルを〝効果的な新薬〟として持ち上げた結果、世界のタミフルの約八〇％を日本が消費しています。こんな異常な承認、診療実態、報道、それらによってつくられた市民の常識を、根本的に考え直すときです。

なお、副作用として国へ報告すべきとする筆者の指摘を受け、日本での販売元である中外製薬は二〇〇五年三月中にも医薬品医療機器総合機構に「有害事象」として報告する予定だと三月四日に連絡がありました。各方面へ働きかけた一つの成果、前進といえます。その後、二〇〇五年三月三一日付で報告したとのことです。

※タミフル使用中の突然死例を見聞きした方は、医薬ビジランスセンター（薬のチェック TEL 06－6771－6345）までご連絡ください。

（注1）いわゆる「インフルエンザ脳症」という病名自体、インフルエンザ恐怖症を植えつけるためにつくられたもの。インフルエンザだけでなく、かぜなどいろいろなウイルス感染症に合併する。そうした脳症による死亡例の多くは、数年前までは解熱剤として使用された非ステロイド抗炎症剤（ＮＡＳＡＩＤｓ）原因であった。一方、死亡を免れたものの重い障害が残る例はテオフィリンや抗ヒスタミン剤、低血糖を起こす去

痰剤などが関係していると筆者は見ている（インフルエンザ脳症とは、インフルエンザウイルスに感染した際、なんらかの原因によって、意識障害や異常行動などの神経症状や肝障害などの多くの臓器不全を起こし、死亡することもある病気とされているが、前述のとおり、かぜなどほかのウイルス感染のあとでもなる。六歳以下の乳幼児に多いが、成人でもなる。年間に罹患した一〇〇〜三〇〇人が発病し、死亡率は約三〇％、二五％の子どもに後遺症を残すとされていたが、非ステロイド抗炎症剤系解熱剤使用の減少にともない、二〇〇四年データでは死亡率は一〇％に減少している）。

（注2）『小児内科』（三四巻、1676-1681、二〇〇三年一〇月号）

（注3）「小さないのち」URL http://www.chiisanainochi.org/contents2/voice7/20040420.html

（注4）「カンガエルーネット」URL http://www.kangaeroo.net/

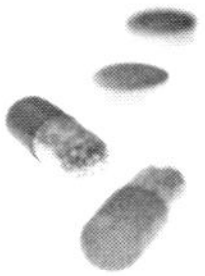

解熱・鎮痛剤

解熱剤で下げるとかぜは治りにくい

これまで述べてきたように、とにかく肝腎なことは、ふだん、よほど健康状態や栄養状態が悪くないかぎり、「かぜ、インフルエンザにかかってもこわくない」という自信をもつことです。

かぜウイルスは冷たいところが好きですから、熱はウイルスや細菌をやっつけるための重要な防御反応になります。「さむけ」や「ふるえ」は、低すぎる体温を「上げよ」と「脳」が指令した結果、筋肉が収縮するからです。こうして苦労して熱を出すと、かかった本人もしんどいですが、かぜやインフルエンザウイルスはもっとしんどい。せっかく上がった熱を解熱剤で無理に下げると、一時は楽ですが結果的には逆効果になります。

抗炎症解熱剤はかぜより危険

たとえば抗炎症解熱剤。ウサギに細菌を注射して感染させ、抗炎症解熱剤を使ったウサギと、使わなかったウサギ七羽は、はじめは高熱でしたが、途中から解熱し、五羽が生存しました。ところが、使ったウサギ九羽は、はじめは熱が低いのですが、途中から逆に高熱になり、すべて死亡しました。

はしかウイルスに似たウイルスをウサギに接種した実験でも、解熱剤のメフェナム酸（商品名「ポンタール」など）を使用したウサギのほうが、解熱剤を使用しなかったウサギよりもリンパ節中のウイルス量が一〇〇～一〇〇〇倍も多くなり、死亡したのです。

その後多くの動物実験を集めたところ、九つの医学文献があり、合計一五の実験が行なわれていました。それを集計したところ、ウイルスや細菌などを感染させただけでは一六一四中一五匹（九・三％）が死亡しただけでしたが、非ステロイド抗炎症剤（NSAIDs）を使用した場合は一七九四中八二四（四五・八％）が死亡していました。

これによると抗炎症剤がかぜよりも一〇倍危険ということになり、そう結論して間違う確率は一億分の一より少ない、つまり間違いはほぼゼロという結果でした。

ウイルスが増えると、体は反応して、ウイルスをやっつけるために余計に熱を出します。また、ヒトの免疫系に作用する化学物質（インターフェロンやサイトカインという）を発生させるのです。抗炎症解熱剤は、ウイルスを増やし、サイトカインの分泌を高めるのです。

これはウイルスだけでなく体をも攻撃して、死亡させてしまいます。

抗炎症解熱剤については、中外製薬がスポンサーとなって行なわれた抗インフルエンザウイルス剤

「タミフル」の臨床試験で、抗炎症解熱剤を使用しなかった二二四人は、平均四・四日でかぜ、インフルエンザ様の症状がなくなりました。一方、抗炎症解熱剤を使用した二七人は、症状が消えるまで平均五・八日かかったといいます。抗炎症解熱剤を使用した群のほうが治るのが遅かったのです。

その結果をさらに詳しく見ると、タミフルを使って抗炎症解熱剤を使用しなかった一一〇人が三・九日であったのに、タミフルと抗炎症解熱剤の両方を使った一一人は、症状が消えるまでに平均五・五日までかかりました。抗炎症解熱剤もタミフルも使わなかった一一四人の平均は四・九日ですから、タミフルを使ったとしても、抗炎症解熱剤を使えば治りが遅くなるのだということがわかります。もしタミフルが効かないインフルエンザにかかったのならば、治りはもっと遅くなるはずです。

小児だけでなく大人も脳症で死亡する

抗炎症解熱剤を使うと、かぜが治りにくくなるだけでなく、かぜが重症化して脳症やライ症候群で死亡したり、後遺症を抱えることにもなりかねません。

そして、これは子どもだけの問題ではなく、筆者が相談を受けただけでも、合計五人の大人が抗炎症解熱剤から脳症を引き起こし、多臓器不全になり死亡しました（うち二人は副作用被害救済制度で認定された）。厚生労働省は、二〇〇一年五月にジクロフェナク（商品名「ボルタレン」）や、メフェナム酸を小児のインフルエンザなどウイルス感染症には原則的に使用しないように規制しました。その根拠となった調査結果をよく見ると、脳症例のうち四割以上が大人だったのです。

かぜ、インフルエンザはあなた自身の体が自然に治してくれます。熱をはじめ、鼻水や咳、痛みなど、かぜ薬はすべて対症療法用の薬です。対症療法薬は、抗炎症解熱剤をはじめ、大なり小なり、自然に備わった〝治す力〟を邪魔するものです。

かぜ、インフルエンザにかかったら、ふだん疲れ気味の体を、ともかく休めましょう。解熱剤は基本的には不要なものです。どうしても……と使うにしても、アセトアミノフェンを少量だけにしましょう。

必要

分類	一般名	商品名	コメント
非ピリン系解熱鎮痛剤	アセトアミノフェン	ピリナジン、カロナール、アスペイン、アセトアミノフェン、ナパ、ピレチノール、アニルーメ、アルピニー、アンヒバ、アフロギス、パラセタなど	頭痛がひどいときなどに鎮痛剤として少量を。大量に使えば感染症の治りを遅くする。さらに大量では肝障害の危険も

不要

分類	一般名	商品名	コメント
非ステロイド抗炎症剤	ジクロフェナク	ボルタレン錠、ボルタレン坐剤、サフラック、サンナックスなど	一般的には確実に解熱するが、ウイルスや細菌は体の奥、全身へ回り、サイトカインがさらに増え、もっと高熱になり、ライ症候群、脳症、心筋症(炎)、多臓器不全死亡の原因となる
	メフェナム酸	ポンタール、タカピロン、ペロトニック、ヨウフェナムなど	
	イブプロフェン	ブルフェン、サブヘロン、ユニプロン坐剤など	
	アスピリン	アスピリン、サリチゾン坐剤、アストプレン坐剤、バファリン	
その他すべての非ステロイド抗炎症剤(NSAIDs)			
ピリン系解熱鎮痛薬	スルピリン注射	メチロン、スペロン、スルピリン、ボスピリン、スピホルツ	

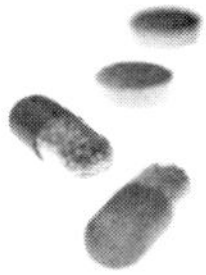

コレステロール低下剤

コレステロール低下剤でがんにならないために

病気にならない、薬に頼らないのが、究極の「薬をうまく使う方法」。

人の体は、外敵からだけでなく、自分の体の中にできた異物からも身を守るために、免疫などいろいろの防御機構を備えています。このような機構をつくり出しているのが、各臓器の細胞。その細胞が活発に働くには、丈夫な構造とエネルギーが必要です。そして、その体の構造の原料となるのがたんぱく質と脂肪（コレステロールなど）なのです。

コレステロールは動脈硬化の原因として悪玉の代名詞のようにいわれていますが、これは大きな間違いです。

コレステロールは三大栄養素の一つ「脂質」の主要物質で、しっかりした体づくりには欠かせない善玉の助っ人。コレステロールが卵にたっぷり含まれているのは、卵からヒヨコに生まれ変わるために必要だからです。副腎皮質ホルモンや性ホルモンなど重要な五種類のホルモンの原料になります。

血液中のコレステロールが減ると、免疫力が衰え、感染症やがんにもなりやすくなります。また、コレステロール値が高いほど、がんになりにくいことがわかってきました。ところが、「総コレステロール値220以上は高脂血症」……これが現在の日本（日本動脈硬化学会）の常識です。

無理に下げるとがんも死亡も増える

総コレステロール値が血液1dl中260mgの人が、好物の卵や肉を控えて200以下に下げたら、背中が化膿し、切開したという相談がありました。コレステロールを180以下にしたら三年後に白血病になった方もいます。どちらも低コレステロールと無関係とはいえません。

「日本脂質介入試験＝J－LIT」という臨床試験では、総コレステロール値が220以上（平均で約270）の人ばかり五万人にコレステロール低下剤を六年間使いました。平均で約50下がりましたが、もっとも死亡率が低かったのは、220～260の人でした。180未満に下がった人は、死亡率がもっとも低かった220～260の人の二・七倍となり、四〇％ががんで死亡しました。がん死亡率が最低であった280以上の人の五倍もが、がんで死亡したことになります。

ヒトには臨床的に見つからない程度のがんができます。七〇歳以上の男性の八〇％に前立腺がんがあったという調査があります。ふだんは免疫力が働き、がんが成長するのを抑えているのですが、免疫力が衰えると、がんの成長を早めます。コレステロールが180未満、特に160未満にもなった人では、免疫力が衰えて、それまでおとなしくしていたがんが暴れ出すのだと考えられます。

このほか、総コレステロール値が240〜260の人が最長寿というデータは多数あります。たとえば、国民栄養調査の対象者約一万人を一四年間追跡した調査や、大阪府八尾市で行なった一万人を一一年間追跡した調査です。

オランダで、八五歳以上の高齢者を、コレステロール値の高さで三グループに分けて調べたら、一番長生きしたのは、コレステロール値が高いグループでした。低いグループはがんと感染症死が多く、もっとも短命でした。

薬が必要な人は一〇分の一

コレステロールは体内で一〇段階の変化を経て合成されます。「その合成過程や吸収過程のどこかを妨げればコレステロールを少なくできる」——そう考えて、低下剤開発は、心筋梗塞が多い米国を中心に約五〇年前から進められてきました。しかし、それは失敗の連続でした。

たとえば、まだ心筋梗塞になっていない男性（コレステロール値の平均約250）を対象に大規模な臨床試験が実施されましたが、かえって死亡率が二割以上跳ね上がりました。動物実験でも肝臓がんが多発しました。

現在もっとも広く使われているのが、「メバロチン」や「リポバス」などスタチン剤と総称される低下剤です。合成過程の最初の段階（アセチルCoAからメバロン酸への変化の段階）で合成を妨害し、コレステロールをできにくくします。

アセチルCoAからコレステロールが合成されるまでの段階には、途中にファネシル２リン酸という重要なものがあります。このファネシル２リン酸からは、コレステロールだけでなく、ほかにも二つの重要なものができます。一つは、エネルギーを生みだすのにたいへん重要なコエンザイムQ（サプリメントとして飲んでも無効です、念のため）と、細胞の構成や識別に重要な糖たんぱくの原料になる、ドリコールというものです。このためスタチン剤は、これら細胞の機能にたいへん重要なコレステロール、コエンザイムQ、ドリコールをできにくくするため、免疫力や細胞の働きを弱め、感染症やがんになりやすくなると考えられるのです。

一部のスタチン剤は、コレステロールが３００以上もあり、心筋梗塞を起こしたことがあるような人には必要な薬かもしれません。コレステロール低下剤としてははじめて、長期的な臨床試験で寿命を延長する可能性が、外国の臨床試験で示されたからです。

ただ、日本では、コレステロール値が２２０〜２８０の人が一番長生きですから、特に心筋梗塞になりやすい人でないかぎり、２８０くらいまでは薬で下げる必要はありません。すでに心筋梗塞を起こした人も、２００以下には下げないほうがよいでしょう。「コレステロール値は２８０を超えるまで下げなくてよい」……これを私たちの常識にしませんか？

日本では、年二五〇〇億円がコレステロール低下剤の購入に使われています。しかし、ほんとうに使わなければいけない人は、その一〇分の一もありません。必要がないのに使えば、寿命を縮めます。

自分の中にある強力な助っ人、コレステロールの価値を見直し、大切にしましょう。

限定使用　9割以上の人には不要

分類	一般名	商品名	コメント
スタチン剤	プラバスタチン	メバロチン、アルセチン錠、コレリット錠、プラバスタチンNa錠、マイバスタン錠、ミンドロチン錠、メバリッチ錠、メバン錠、リダックM錠、メバトルテ、オリピス、タツプラミン、プラバメイト、メバスタンなど	狭心症や心筋梗塞がある人でも、コレステロール値240以上ではじめて必要。それでも200以下には下げないように 狭心症や心筋梗塞がない人は、コレステロール値280までは不要。くれぐれも220以下に下げないようにしよう

危険

分類	一般名	商品名	コメント
スタチン剤	アトルバスタチン	リピトール	コレステロール低下作用が強すぎるため危険
	ロスバスタチン	クレストール	
フィブラート剤	クリノフィブラート	アルテクリン錠、リポフィブラート錠、クリーンファイブ錠、リピラート錠など	臨床試験、動物実験で発がん（がん増加）が認められているものがいくつかある
	クロフィブラート	クロフィブラートカプセル、コレスブレン、ヒポセロールなど	
	クロフィブラートアルミニウム	アルフィブレート、アルフィブレートカプセル	
	フェノフィブラート	リパンチル、リパンチルカプセル	
	ベザフィブラート	ベザトールSR、ベザリップ、ベザフィブラートSR錠、アニベソールSR錠、ミデナールL錠、ブナトール錠など	
プロブコール	プロブコール	シンレスタール、エバチコールP、リポブコール、プロブコール錠、プロブコリン錠など	長期使用の有効性も安全性も未確認。肥満者には特に不整脈の危険がある

不要

分類	一般名	商品名	コメント
スタチン剤	シンバスタチン	リポバス、シンスタチン、ラミアン、リポオフ、リポバトールなど	心筋梗塞の危険が著しく高く、コレステロールが280以上の人以外には危険
	フルバスタチン	ローコール	
陰イオン交換樹脂	コレスチミド	コレバイン	限定使用のスタチン剤と比べて有用性が認められていない
ニコチン酸剤	ニコモール	コレキサミン、ニコモール錠、ニコモリン、ウキサモール錠、コトモール錠、リピドモール錠など	限定使用のスタチン剤と比べて有用性が認められていない
	ニセリトロール	ペリシット錠	
吸収阻害剤 大豆不けん化油	メリナミド	アルテス	長期効果と安全性は確認されていない
	ソイステロール	トコオール、ベルコーナソフト、モトコールカプセル	
EPA剤	イコサペント酸エチル	エパデール、ソルミラン、アテロパン、エナゼック、クレスエパ、シーレーン、ノンソル、メルブラールなど	心筋梗塞予防の効果は未評価。アスピリン少量で治療するほうが安価で確実
その他	デキストラン硫酸ナトリウム	MDSコーワ、デキスペペ	——
	ポリエンホスファチジルコリン	EPLカプセル、アエレックスカプセル、プロビーンカプセル	
	エラスターゼ	エラシオーゼ錠、エラスチーム錠、トコベラーゼ錠、サワチーム錠、ミクローゼ錠、エゼラーム、エリスモンなど	
	酢酸トコフェロール	〈ビタミンE誘導体〉	

降圧剤

いまの基準どおりに薬で下げたらあかん！

「薬をのまないと脳卒中になる！」と降圧剤をのんでいる人は、現在約二〇〇〇万人います。

確かに脳卒中や心臓病などを防ぐため、血圧をコントロールすることはとても大切なことです。しかし、生活習慣を改善しても上の収縮期血圧が160、下の拡張期血圧が95以上が続く場合にのみ治療の対象だった基準が、日本は二〇〇〇年の新ガイドラインで、上130／下85未満を目標に血圧を下げることが勧められるようになりました。この基準になったことによって、新たに三〇〇〇万人以上が降圧剤を必要とする「患者」とみなされることになったのです。

高血圧の薬は血圧を下げるため降圧剤と呼ばれます。私は、『下げたら、あかん！　コレステロールと血圧』（日本評論社）という本を書きましたが、「血圧を下げたらあかん」など、常識ではまだ「とんでもない」ことでしょう。けれども「あかん」証拠は揃っているのです。そもそも、いまの基準をもとに血圧を下げるのはとても危ない。降圧剤を使う基準（上130／下85未満）そのものがレッドカードなのです。三つの調査に基づいて、どんなに今の基準が有害であるかお話ししましょう。

①一九八〇年に日本で実施された国民栄養調査の対象者を血圧の値別に降圧剤を服用していたかどうかで分け、一四年後、自分で身の回りのことができる人（自立者）の割合を見た調査の結果：「降圧剤なし」の人は、下が90〜99までの人が自立者の割合がもっとも高く、降圧剤の服用者より、飲んでいなかった人のほうが軒並み割合が高かったのです。また上が180未満なら、降圧剤服用者でどの値の人よりも自立者の割合が高かったのです。

②一九九二〜九八年に日本で実施されたランダム化比較試験（公平振分け二重目隠し試験）：七〇歳以上の高齢者は上が160〜179ならば、降圧剤（カルシウム拮抗剤）を使用しないほうが健康でした（脳卒中や心筋梗塞にかかる率に差はなく、がんになった人が少なかった）。

③日本だけでなく、世界的に採用されている治療目標値（130／85未満）を決める根拠となったHOT研究（欧米で実施されたランダム化比較試験。一九九二〜九七年実施、九八年発表）：130／85未満でよかったのは心筋梗塞にかかる人が減ったことだけ。下の血圧を80近くまで下げると、90未満を目標に下げるよりも死亡率が高くなったのです。新ガイドラインは主にこのHOT研究を根拠にしていますが、そのとおりに下げようとすると、要治療者が増え、日本で年間

一兆円の医療費が余分に必要になり、しかも数万人がよけいに死亡する危険性があると推計できます。

血圧が高くなるのは必要があってのこと。生命の危機に際してはアドレナリンが分泌され、体筋肉や心臓など必要なところに十分血液を送り込む必要があります。必要なのに血圧が下がれば酸素や栄養分が不足して、不都合が生じることにもなりかねません。むしろ、血圧が上がっている理由を見つけ、その原因を取り除くことこそ、ほんとうに必要なことなのです。血圧を上げる原因が取り除かれれば、自然に血圧は下がってきます。まずは、ご自分の行動パターンや身辺のストレスの原因などを見直すことからはじめましょう。

種類とその特徴は？

代表的な降圧剤は五種類。大きく分けると、短期では副作用が目立つが長期では安全なもの、短期で副作用は目立ちにくいが長期にじわじわと問題が出るもの、があります。前者は利尿剤やβ遮断剤、ＡＣＥ阻害剤（アンジオテンシン変換酵素阻害剤）。後者はカルシウム拮抗剤と、ＡＲＩ（アンジオテンシンⅡ受容体拮抗剤）です。

高血圧の重要な原因は「塩分」。体内に塩分がたまると体内の水分が増え、血圧が上がります。塩分がたまりやすい、むくみの傾向がある人は、塩分を排泄させる利尿剤系降圧剤が好都合。なかでも安全に使えて寿命の延長も確認されており、安価なのはチアジド（サイアザイド）系降圧利尿剤です。

交感神経が興奮すると血管は細くなり、心臓が強く収縮して血圧を上げます。ドキドキ興奮しやすい人は、交感神経の興奮を抑え、心臓の収縮力を抑えるβ遮断剤や、血管を広げるＡＣＥ阻害剤が長期の効果が確認されていてよい降圧剤です。

一方、日本でもっとも多く使われているカルシウム拮抗剤は、短期には副作用が少なく使いやすいのですが、長期では寿命の延長は証明されておらず、むしろ心臓に負担がかかり、心不全が増えるなどの問題が起こります。ＡＲＩも短期には咳などの副作用が少ないですが、長期的に心不全の患者さんに使った比較試験の結果、ＡＣＥ阻害剤に比べると突然死が多く起きました。

その人に合った薬を医師は処方しているはずですが、カルシウム拮抗剤やＡＲＩが多用されている現状では、不適切な降圧剤が処方されている人も多いのではないかと心配です。

必要

分類	一般名	商品名	コメント
チアジド系降圧利尿剤	ヒドロクロロチアジド	ダイクロトライド、ニュートライド、パンテモン	長期の効果と安全性がもっともよくわかっている。降圧剤が必要な場合は、いまでも第一選択。カリウムが低下しやすいが、食事で補給可能
	トリクロルメチアジド	フルイトラン、アニスタジン、ウルソトラン、カルバクロン、クバクロン、クロポリジン、トリクロンなど	
β遮断剤	メトプロロール	ココナリン、シプセロン、セレクナート、セロケン、メデピン、メトプリック、ロプレソール、セグミューラー、メルコモン	長期使用で寿命の延長が確認されているが、気管支を狭くする作用があるので気管支喘息の人には使えない
	アテノロール	テノーミン、アテノロール、アテノセーフ、クシセミン、セーラジール、トーワミンなど	
	セリプロロール	セレクトール、スロンタクス、セプロブロック、セルトップ、セレプトロール	気管支を狭くする作用が少ないのが特徴
	プロプラノロール	インデラル、アイデイトロール、シンプラール、リラシロール、サワタール、タグなど	β遮断剤の基本薬剤
ACE阻害剤	カプトプリル	カプトリル、メルカプリル、アポプリール、カプトプリル、カプシール、ダウプリムなど	心刺激が少なく、心不全に長期的効果が証明されている。咳が出やすいことは必ずしも欠点とはいえない
	エナラプリル	レニベース、エナラメルク、セリース、レニベーゼ、エナラプリル、ル、シンノベンなど	

メチルドパ(アルドメト、メプリンなど/中枢性α2刺激剤の一部)は、妊婦の高血圧治療に必要とされている

ほぼ不要

分類	一般名	商品名	コメント
カルシウム拮抗剤	ジルチアゼム ＊抗狭心症剤としては必要	ヘルベッサー、クラルート、ルチアノンR、カルナース、コロヘルサー、ナックレス、マルムネンなど	チアジド系降圧利尿剤、β遮断剤、ACE阻害剤が使用できない場合にのみ使う。左記以外にも多数のカルシウム拮抗剤があるが、ジルチアゼムと、ベラパミル以外はすべてジヒドロピリジン系。ジヒドロピリジン系は、血圧低下により反射的に交感神経を緊張させ、浮腫や便秘など種々の害反応がある。長期使用で利益より害のほうが大きいと考えられる
	ベラパミル ＊抗狭心症剤、抗不整脈剤としては必要	ワソラン、ホルミトール、マゴチロン、ロシトール	
	ジヒドロピリジン系		
	アムロジピン	アムロジン、ノルバスク	
	ニフェジピン	アダラート、エマベリン、セパミット、カルジオブレンなど	
	アゼルニジピン	カルブロック	
	アラニジピン	サプレスタ、ベック	
	ニルバジピン	ニバジール、タツコール、トーワジール、ナフトジールなど	
	フェロジピン	スプレンジール、ムノバール	
	ジヒドロピリジン系はこれらのほかにも多数ある		
ARI	バルサルタン	ディオバン	ACE阻害剤に比べて咳は少ない。しかし、長期効果ではACE阻害剤より劣るのでACE阻害剤が使用できない場合などにのみ使う。高価
	カンデサルタン	ブロプレス	
	テルミサルタン	ミカルディス	
	ロサルタン	ニューロタン	
α1遮断剤	プラゾシン	ミニプレス、エンゾシン、イセプレス、カチレット、ミズピロンなど	耐性が出現して効果が消失するため、長期効果は認められない。ドキサゾシンによる肝障害での死亡例もある
	ドキサゾシン	カルデナリン	

そのほか、チアジド類似降圧利尿剤（インダパミド〔ナトリックスなど〕など）もほぼ不要

不要

分類	一般名	商品名	コメント
中枢性 α2刺激剤	クロニジン	カタプレス	中止時（特にβ遮断剤併用で）反跳性に高血圧になるため有害
	グアナベンズ	ワイテンス	
ヒドララジン系	ヒドララジン	アプレゾリン、アソザート、プレスフォールなど	心臓刺激作用が強く長期使用は有害。トドララジンは劇症肝炎の報告もある
	トドララジン	アピラコール、エカラコール、ヒドラプロンなど	
	カドララジン	カドラール、プレスモード、リトラーゼ	
	ブドララジン	ブテラジン	
レセルピン系	レセルピン	アポプロン、レセルピエム、レセルピン	脳に働き、抑うつや鼻づまり、胃の出血などがあり有害
	レシナミン	レシナミン、ツルセルピS	
合　剤	レセルピン＋ヒドララジン	セルパシル・アプレゾリン	レセルピンもヒドララジンも不適切（不要）のため、合剤も不要
	レセルピン＋ヒドララジン＋ヒドロクロロチアジド	エシドライ	

❸ 安易な使用は逆効果

抗うつ剤

ＳＳＲＩは要注意

〈眠れない。だるい。食欲がない。頭痛、肩こり、腰痛、腹部不快感など、原因不明の体の不調。気分が落ち込む。何をしても楽しくない……。そんな状態が長く続くようなら、それは「うつ」かもし

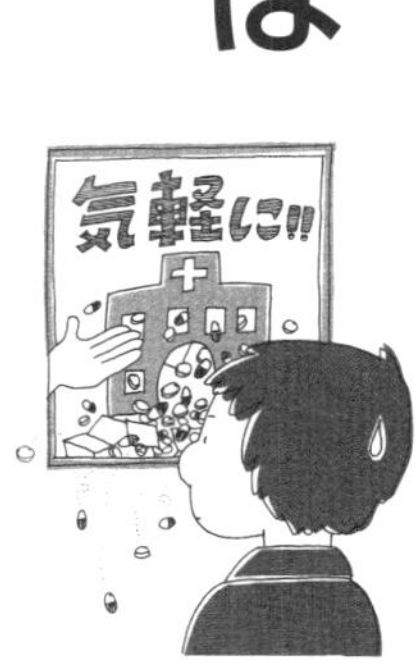

れません。迷わず医師にご相談ください。(中略)風邪を引いたときにお医者さんに行くように「うつ」でお医者さんに行くのも、もう当たり前のことなのです〉

このような広告を見たことがありませんか。これは、「パキシル」を製造販売しているグラクソ・スミスクライン社の宣伝文句です。誰もが経験するようなこうした軽い症状でも、病院に行けば「うつですね。良い薬があります」と、医師の間ではよく知られたパキシルという薬がたいてい処方されるでしょう。後の抗不安剤・睡眠剤の項(七五ページ)でもお話するような、悩みや心配の種、問題解決のために医師はまず助言をすべきですが、むしろ多くの医師は、そうした問題はさておき、とにかく薬を処方する。かぜなら解熱剤など薬は不要です。まして本格的な「うつ病」でもない「軽いうつ状態」で受診してパキシルを服用すれば、逆に薬への重い依存や、自殺したくなったりすることさえあります。薬を減量すると症状がぶり返し、薬が止められない人も見受けられます。

「うつ」だけでなく、不安が昂じて生じる「パニック発作」の治療にも使われ、近ごろ爆発的に多用され始めているSSRI(選択的セロトニン再取り込み阻害剤)という系統の薬剤についてお話ししましょう。

欧米では薬害事件に

SSRIは基本的には「抗うつ剤」ですが、従来の「三環系」のような目立つ副作用が少ないので、「使いやすい薬」として、「うつ病」だけでなく「うつ状態」や、ベンゾジアゼピン系抗不安剤が用いられてきたパニック障害や強迫性障害などにまで使用できることになっています。

なかでもパキシルは、「パニック障害」に適応が認められたことから、すごい勢いで使用が拡大しています。パキシルは二〇〇一年に登場し、日本で発売三年目にして単独で三〇〇億円の売り上げを出しました（他社もあわせSSRIだけでは約四五〇億円）。パキシル一つだけで、一〇種類以上ある全睡眠剤の合計（年間約二五〇億円）や、一〇種類以上あるベンゾジアゼピン系抗不安剤の合計（約二二〇億円）を超してしまったのです。

SSRIは必要な人には大切な薬ですが、安易に使われるには注意すべき点がたくさんあります。二〇〇三年八月、遅ればせながら厚生労働省が「一八歳未満には無効」との情報を流しました。しかしネガティブな情報はそれきりで、日本では「良い薬」「副作用が少ない」とのイメージが先行し、うつ病治療の必要性がキャンペーンされています。誰にでもある不安や憂うつな気分（うつ状態）でも、受診を勧める広告がどんどん出ています。適切な情報が医師や薬剤師から得られないだけでなく、健康な市民が誤った考えに直接さらされる状況になっているのです。

一方欧米ではこのSSRIについて、自殺に関連した害でメーカー相手の訴訟が多発しています。マスメディアで再三取り上げられ、規制当局の注意や警告も多数出ています。二〇〇四年六月、ニューヨーク州司法長官が、州民に代わり、メーカー（英国のグラクソ・スミスクライン社）を相手取って賠償請求訴訟を起こしたことが話題になりました。未成年者（一八歳未満）のうつ病には無効で危険、との情報を公表しなかったため、医師が適切な判断ができず州民の健康が損なわれた、というのが訴えの理由です。これはＳＳＲＩが、必要のない人にまで使用を拡大すれば薬害事件に発展しかねない問題を抱えている薬剤だということを示しているでしょう。

自殺、離脱症状の危険

ＳＳＲＩは、人の安心感や自信に関係するといわれるセロトニンを脳内で活発に働くようにすることがあるため、セロトニン不足で生じるとされる「大うつ病」や「パニック障害」の治療に効くといわれています。しかし、セロトニンはたいへん複雑な働きをします。脳内のセロトニンが多くなりすぎると、異常に興奮し、かえって強い不安の原因になることさえあります。

ＳＳＲＩ、特にパキシルの不都合な点は、①もとの病気の症状と副作用症状、減量や中止したときの離脱症状が非常によく似ている、②人によって効き目がたいへん異なる、③そのため、急に重大な副作用症状があらわれても効いていないと間違われ、増量され危険になりやすい、ことです。

めまいやしびれ、動悸、無気力、気分が落ち込むなどの症状は、パニック障害でも、パキシルの副作用でもあらわれます。パニック発作の強い恐怖感と、副作用による錯乱状態との区別はかなり難しい。また「死にたい」と思うこと（自殺念慮）や自殺企図はうつ病でも起きますが、自殺念慮がなかった〝うつ状態〟や、うつ病の人にも、服用により自殺傾向が起きています。「殺したいと思う」など、うつ病そのものではめったにないことが起きることもあります。

重い副作用としては、筋肉がけいれんし緊張で動かなくなったり、頻脈や錯乱、幻覚、異常発汗、高熱、もあります。

高血圧、低血圧、意識低下、昏睡、腎障害などを起こすセロトニン症候群や悪性症候群が起きること

特に「パキシル」が危険

薬剤に関する情報を公開していないと訴えられた後、グラクソ社はホームページで臨床試験の詳細レポートを公表しました。それを丹念に見たところ、パキシルは一八歳未満に使用すると、プラシーボ（偽薬）よりも約三倍、自殺念慮や自殺企図が多かったのです。自殺行動がプラシーボ群では一人にしか起きていないのに対して、パキシルを使ったグループ（服用人数はほぼ同数）では七人に自殺行動が起きたという試験までありました。

さらにパキシルは、服用量が四倍になれば血中濃度は二〇倍近くになるため、用量の増減にともなう血中濃度の増減が激しく、効き目も毒性の現れ方も個人差が大きいのが特徴です。そのため、離脱症状や依存、攻撃性、自殺などの害が目立ちます。サルの実験で、死亡や攻撃性、離脱症状まで認められていますが、メーカーは、実験したサルが二頭とも死んだのに、その死因を報告せず、もう一度実験をやり直して、今度はサルが死ななかったので死亡はなかった、と報告しています。

未成年者にはもちろん禁忌ですが、成人でも二〇歳代に特定した臨床試験は実施されていません。服用しても不安による症状が解消しないようなら、悩みの原因解決をはかるため努力し、周りも協力することが大切です。薬は最後の最後の手段と心得るのが賢明です。

（参考）『暴走するくすり？　――抗うつ剤と善意の陰謀』（チャールズ・メダワー著、二〇〇五年一二月、ＮＰＯＪＩＰ）

パキシルの危険性を訴える特集番組を四回にわたって英国ＢＢＣが放映した。この一連の特集番組づくりを強く働きかけ、実現させたチャールズ・メダワー氏の最新の著書。安定剤や抗うつ剤（ＳＳＲＩ）など依存症を起こす危険性のある薬剤がいかに安易に使われてきたか、その使用促進をめぐる医薬品メーカーと国、学者などの「善意を装った陰謀」の数々、その手法を解き明かしている。たとえばＳＳＲＩ（選択的セロトニン再取り込み阻害剤）はパキシル製造会社の造語だが、セロトニンがどう関与しているかは不明であるのに、いかにもうつ病と関連があるというイメージをつくりあげるためつくり出された語であることなどがわかる。

必要

分類	一般名	商品名	コメント
気分安定剤	炭酸リチウム（躁病）	リーマス、リチオマール	躁病の標準薬、効果の個人差大。血中濃度モニタリングが必須
	カルバマゼピン（双極性障害＝躁うつ病）	テグレトール、テレスミン、レキシン	もともと抗けいれん剤。めまい、ふらつきなど神経系副作用、肝機能、低ナトリウム血症（水中毒）に要注意
	バルプロ酸ナトリウム（双極性障害＝躁うつ病）	エピレナート、デパケン、セレニカR、ハイセレニン、バレリン、エスダブル、セレブなど	もともと抗けいれん剤。日本では「てんかん」以外に使えないが、WHOの必須薬であり、世界的には標準薬
三環系抗うつ剤	アミトリプチリン（大うつ病）	トリプタノール、アトリプタール、アミプリン、ノーマルン	うつ病の標準治療薬。ただし、口が渇く、尿が出にくくなる、眼圧が上昇する。過剰では不整脈など重篤な害も。
	クロミプラミン（強迫性障害、パニック障害）	アナフラニール	この適応の標準薬。WHOの必須薬。最近ではSSRIが用いられることが多い。副作用は上記参照
抗精神病剤（フェノチアジン系）	クロルプロマジン	ウインタミン、コントミン	統合失調症の標準薬。WHO必須薬。どちらも基本的な作用は同じ。過剰では、筋緊張異常反応、パーキンソン症状、悪性症候群、突然死など副作用も多い
抗精神病剤（ブチロフェノン系）	ハロペリドール	セレネース、ケセラン、スイロリン、ペルセス、ヨウペリドールなど	

限定使用

分類	一般名	商品名	コメント
非定型抗精神病剤	リスペリドン（統合失調症）	リスパダール	統合失調症用の新薬。セロトニン拮抗剤。SSRIとは逆の作用がある。同系統の中に糖尿病誘発の危険性が特に高いものもある
SSRI（選択的セロトニン再取り込み阻害剤）	パロキセチン（抗うつ病）	パキシル	脳内のセロトニンを増やす（?）。小児、青年期（未成年者）には禁忌。他の人も自殺や攻撃性の危険あり!
	フルボキサミン（抗うつ病）	デプロメール、ルボックス	

抗不安剤・睡眠剤

「不安」の原因解決を

私たちが生きている以上、不安や不眠、ゆううつの種はつきません。病院にかかっている人の三分の一くらいに睡眠剤や抗不安剤が処方されているほどです。はじめてのことや、以前失敗した経験のあることに直面して、不安にならない人はまずいないでしょう。しかし、危険や困難を察知して生じる「不安」は、問題解決の原動力でもあるのです。「不安」を覚えてもそれを異常と考えず、不安を起こしている状況の解決ができれば、その不安は正常な不安です。

とはいえ、解決しがたい「不安」や「病的な不安」で、薬がなければ社会生活さえままならない人がいるのも事実です。動悸や胸がつまる、息苦しい、吐き気やしびれ、めまい、ふるえ、冷えのぼせなどの体の症状が起こり、これを重大なことと考え不安は増し、ついには悪循環になってより強い不安を起こし、元の状況の解決ができなくなる――これは病的な不安で、このような症状が急激に生じる場合、以前は「自律神経失調症」、あるいは広い意味での「心身症」などと呼ばれていましたが、最近では、「パニック発作」と呼ばれるようになってきました。不安やストレスに基づく急性の身体症状をともなう発作です。

このような体の反応を「不安のために起きた」と納得でき、その後発作がなければ薬は不要ですが、パニック発作を何回も繰り返し、また発作が起こるのでは、という不安が一カ月以上も続き社会生活が送れなくなってしまう、ということがあります。この状態は「パニック障害」と呼ばれており、なんらかの治療が必要な場合が出てきます。

耐性から依存に……

不安や強迫感などを主体とする神経症(ノイローゼ)に用いる抗不安剤はマイナートランキライザー(緩和安定剤)、あるいは、いまでも単に「安定剤」と呼ばれています。

そのなかで比較的即効で効果持続時間の短いものが睡眠剤として用いられます。気軽に処方されていますが、依存症に陥りやすく、名前に似合わずその害は大きいのです。

素早く眠れ、目覚めがよい睡眠剤は特に依存になりやすい。その典型が「ハルシオン」。半減期(薬剤の血中濃度が半分になる時間)は短く、アルコールとほぼ同じ三時間くらいです(だから効果持続時間も短い)。深酒で記憶がなくなることがあるように、ハルシオンを使うと、途中で目覚めたときに一見普通に行動しているのに、本人はまったく記憶していないことがあります(「前向き健忘」

現象）。

使い続けているうちに、使いはじめよりも効いている時間が短くなって夜中に目覚め、眠れなくなり（「反跳性不眠」）、同じ効果を得るために量を増やさなければならなくなります（「耐性」ができる）。

そうして薬を止めたり減量したりすると、のむ前よりもひどい不眠、不安に襲われ（一種の「離脱症状」）、そのため薬を再開することになってしまいます（「依存症」）。

睡眠剤や抗不安剤を服用すると、アルコール同様、昼間の判断力や記憶力が落ちてきてイライラや不安が募り、興奮しやすくなります。高齢者ではせん妄、つまり認知症様の症状が急にあらわれることもあります。強い依存症になっているときに急に中止すると、禁断症状としてけいれんや幻覚が生じてきます。これは、アルコール依存の場合に起こる禁断症状と基本的に同じです。

七時間睡眠――少し不眠気味の人が長生き

最近、睡眠剤のベンゾジアゼピン剤は、脳内に働くだけでなく末梢の細胞、たとえば免疫に関係するリンパ球や、単球などの白血球にも働くことがわかってきました。その結果、不安なことから逃れて免疫細胞もひと眠りする――白血球が「酔っぱらう」ようなものだと思ってください。そうすると免疫力が弱まって、ウイルスに感染しやすくなり、がんもできやすくなることは容易に想像がつきます。

近年、米国でも日本でも、睡眠時間が平均七時間の人がもっとも長生きだという調査が発表されました。特に米国の調査で興味深いのは、まったく不眠など感じたことがないという人よりも、多少（月に一～二日から一〇日程度）は不眠を覚えるという人のほうが長生きであったことです。理由はおそらく、不眠を感じない人よりときどき感じる人は、その人にとって必要な睡眠をとっているからではないかと私は推測しています。ただし、不眠を覚えるからと睡眠剤に頼ったとたんにこの効果は逆転し、寿命が短くなったのです。こうした結果から〝睡眠剤や抗不安剤を使うのは大病を一つ抱えるのと同じことだ〟という研究者もいます。

このことは、ベンゾジアゼピン剤が免疫細胞に及ぼす影響と無関係とは思えません。

不安の原因を見直す

不眠や不安があるといっても、本当に薬剤が必要な人はかぎられています。たとえば新しい職場や学校など環境の変化、受験の失敗、事業の行き詰まり、リストラや会社の倒産による失業などで不安や不眠になり、抗不安剤や睡眠剤を使用している人が多いでしょう。

医師も気軽に処方しているのが日本の現実ですが、こういった他人にも理解できるような不安や不眠に、抗不安剤や睡眠剤は基本的に不要です。諸外国の説明書や教科書には、はっきりとそう書かれています。ごく一時的に薬剤の助けを借りたとしても、根本的な原因の解決に努めることが先決です。

不安を起こす元となった難問を解決するには、冷静な判断力が必要です。抗不安剤は不安を和らげ、症状の改善には役立ちますが、それだけでは困難な状況は解決しません。薬の連用は、神経を鈍らせ判断力を悪くし、問題解決を一時棚上げにして、ほんとうに解決しなければならない難問はいつまでも続いてしまう……ということにもなりかねません。

睡眠剤や抗不安剤をのんでいて、いまは症状が安定している人や、ごく少量の抗不安剤で量も増えていない人はまず問題はないはずです。そのうえで、のむきっかけになった原因、のみ始めの心配事の「種」をよく思い出し、見直してみてください。それはとっくに解決しているのに、ただなんとなくのみ続けていないかどうかの点検が必要です。最初は少なかったけど、だんだん量も種類も増えてきた人は、より入念な点検が必要です。主治医と相談して薬剤を減らす、止める努力が必要だと思います。

抗不安剤

必要

分類	一般名	商品名	コメント
ベンゾジアゼピン剤	ジアゼパム	セルシン、セレナミン、セレンジン、ホリゾン、リリバーなど	短時間作用部分と長時間作用部分を備えているので、睡眠剤としても使用できる。WHO必須薬
	クロルジアゼポキシド	コントール、バランス、コンスーン、リサチーフ	

危険／使用不可

分類	一般名	商品名	コメント
ベンゾジアゼピン剤	エチゾラム	デパス、アロファルム、エチセダンなど	半減期は6.3時間と短い。危険
	クロチアゼパム	リーゼ、イソクリン、ナオリーゼなど	半減期は6時間と短い。危険
	トフィソパム	グランダキシン、エマンダキシン、グランパムなど	服用から12時間後には血中からほぼ消失する。危険
	フルタゾラム	コレミナール	半減期は3.5時間、危険
	オキサゾラム	セレナール、トッカータ、ペルサールなど	半減期の表示なし、不明
	クロキサゾラム	セパゾン	
	メキサゾラム	メレックス	
バルビタール系薬剤すべて	81ページ睡眠剤参照		

睡眠剤

危険／使用不可

分類	一般名	商品名	コメント
ベンゾジアゼピン剤	トリアゾラム	ハルシオン、アサシオン、アスコマーナなど	超短時間作用型、依存強い
	フルニトラゼパム	サイレース、ビビットエース、ロヒプノールなど	作用が強力。高齢者が夜間転倒事故を起こしやすい
バルビタール系薬剤	バルビタール	バルビタール	重症アレルギーが多い、依存傾向も強いため危険。大量に使用すると呼吸抑制が生じるため、死亡することがある
	アモバルビタール	イソミタール	
	セコバルビタールナトリウム	アイオナールナトリウム	
	フェノバルビタール	フェノバール、フェノバルビタール	
その他	ブロムワレリル尿素	ブロバリン、ブロムワレリル尿素	依存傾向はバルビタール同様、長期使用で臭素中毒あり

④ 慢性疾患、長期使用にご用心

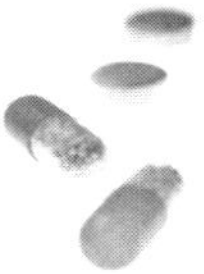

アトピー性皮膚炎の薬

プロトピック軟膏は危険

一九九九年、ステロイド外用剤などのこれまでの療法では効果が不十分、または副作用のために使用できない場合にも効くとして、アトピー性皮膚炎の治療用に、タクロリムス軟膏（商品名「プロト

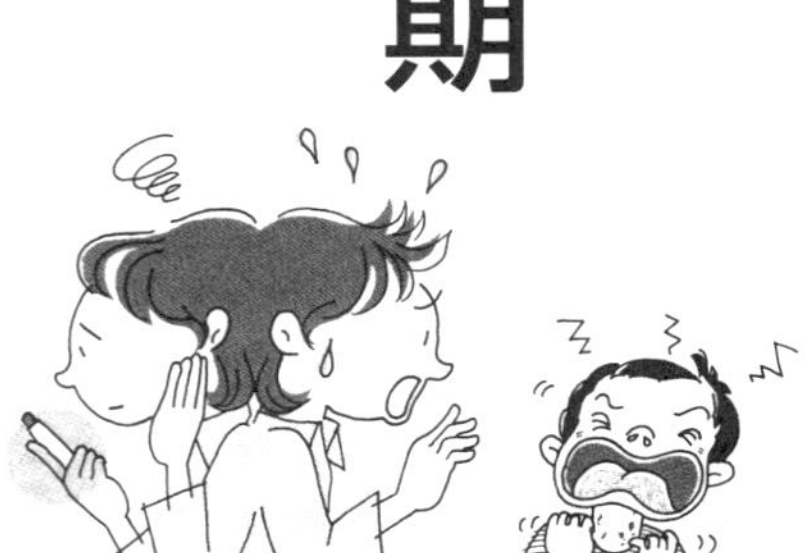

ピック軟膏〇・一％」）が成人用（一六歳以上）に販売開始となり、二〇〇三年七月一七日には、「プロトピック軟膏〇・〇三％小児用」（二～一五歳）が、正式に承認されました。

もともとタクロリムスは、腎臓移植などの拒絶反応を抑える目的で開発された免疫抑制剤です。ヒトの体では、誰でも日常的にがん細胞が生まれていますが、それが目に見えるがんにならないのは、ヒトがもつ免疫作用のおかげ。その免疫力を抑制すれば、目に見えるがんになるのが促進されます。

臓器移植でタクロリムスを使うと、がんや悪性リンパ腫（リンパ腺のがん）ができることはよく知られていることです。小児は大人の二～三倍も起こりやすいことがわかっています。小児悪性リンパ腫は、四～五年使えば一五～二〇％発生することが報告されています。一〇年以降は、がんや悪性リンパ腫になる確率が三〇～五〇％に達することが予想されるのです。

「発がん性」を認めながら承認？

小児用の承認前から販売されていた〇・一％軟膏の資料などをもとに、島津恒敏医師（京都、小児科・アレルギー科）とともに分析した結果、プロトピック軟膏がたいへん危険であることがわかりました。
①マウスに二年間塗り続ける発がん性試験で、メーカーの藤沢薬品が発がんはないとした〇・〇三％の濃度で、がんも悪性リンパ腫も二・七倍に増える！
②〇・一％プロトピック軟膏の臨床試験で、すでに発がんする濃度に達している人がいる！
③動物実験で、長期に使用すると皮膚炎が起き、皮膚が分厚くなることがわかった！

④その他、インフルエンザなどの感染症が、ヒトでも動物でも多発した！

そこで、医薬ビジランスセンター（薬のチェック）と医薬品・治療研究会では「プロトピック（タクロリムス）〇・〇三％軟膏の不承認を求める要望書」を、以前の中央薬事審議会に相当する新薬承認の最高審議機関である、薬事・食品衛生審議会の薬事分科会が開催される一週間余り前に、全委員に送付しておいたのです。データを見た委員らによって、発がん問題が一時間近くも議論され、なんと「発がん性試験のやり直し」という、前代未聞の措置がとられることになりました。さらに、発がん性について患者に知らせたうえで使用する、患者に処方記録を手渡す、など異例ともいうべきいくつかの厳しい条件がつけられ、かろうじて承認されたのです。

ステロイドにも注意を

アトピー性皮膚炎の原因は、一般的にはアレルギーが原因と考えられていますが、近年のアトピー性皮膚炎の増加のスピードは、単にアレルギー性というだけでは済まないでしょう。大気汚染やシックハウスなどの化学物質や、ストレス、運動不足、ステロイド外用剤の過剰使用なども大いに関係しているようです。

アトピーにステロイド外用剤を使用すれば、短期的には確かに効きます。原因刺激物質による炎症反応を抑制し、皮膚の血管を収縮させてかゆみや赤みが軽くなるのです。ところが、ステロイドは長く使用すると皮膚が薄くなるだけでなく、リバウンドといって、止めるとものすごい炎症が起きて膿

主なステロイド外用剤の強弱

ステロイド外用剤は強度が異なるので体の部位別に使い分けが必要。かかとなどの角質が厚い部位は薬の浸透が低く、顔などの薄い部位は浸透しやすいため、この強弱と皮膚からの部位吸収率を目安に、使用頻度や塗る部位を見直してみましょう。

	成分		製品名
最強	0.05%	プロピオン酸クロベタゾール	デルモベート軟膏、デルモベートクリーム
	0.05%	酢酸ジフロラゾン	ダイアコート軟膏、ダイアコートクリーム、ジフラール軟膏、ジフラールクリーム
次強	0.1%	フランカルボン酸モメタゾン	フルメタ軟膏、フルメタクリーム
	0.05%	酢酸プロピオン酸ベタメタゾン	アンテベート軟膏、アンテベートクリーム
	0.05%	フルオシニド	トプシム軟膏、トプシムクリーム、トプシムEクリーム
	0.064%	ジプロピオン酸ベタメタゾン	リンデロンDP軟膏、リンデロンDPクリーム
	0.05%	ジフルプレドナート	マイザー軟膏、マイザークリーム
	0.05%	ブデソニド	ブデソン軟膏、ブデソンクリーム
	0.1%	アムシノニド	ビスダーム軟膏、ビスダームクリーム
	0.1%	吉草酸ジフルコルトロン	ネリゾナ軟膏、ネリゾナクリーム、ネリゾナユニバーサルクリーム
	0.1%	酪酸プロピオン酸ヒドロコルチゾン	パンデル軟膏、パンデルクリーム
強	0.3%	プロピオン酸デプロゾン	エクラー軟膏、エクラークリーム
	0.1%	プロピオン酸デキサメタゾン	メサデルム軟膏、メサデルムクリーム
	0.12%	吉草酸デキサメタゾン	ボアラ軟膏、ボアラクリーム
	0.12%	吉草酸ベタメタゾン	ベトネベート軟膏、ベトネベートクリーム、リンデロンV軟膏、リンデロンVクリーム
	0.025%	プロピオン酸ベクロメタゾン	プロパデルム軟膏、プロパデルムクリーム
	0.025%	フルオシノロンアセトニド	フルコート軟膏、フルコートクリーム
中	0.3%	吉草酸酢酸プレドニゾロン	リドメックスコーワ軟膏、リドメックスコーワクリーム
	0.1%	プロピオン酸アルクロメタゾン	アルメタ軟膏
	0.05%	酪酸クロベタゾン	キンダベート軟膏
弱	0.1%	酪酸ヒドロコルチゾン	ロコイド軟膏、ロコイドクリーム

ステロイド外用剤は、長期使用の安全性と有効性は確認されていない。皮膚への副作用のほか、消化性潰瘍などの副作用も見られることがある。

（『薬のチェックは命のチェック』No.10より）

や熱さえ持ち、一〜二週間続くことがあります。以前よりも悪化し、薬を止められないといった離脱症状も少なくありません。特に顔に塗っているとひどくなります。

アトピー性皮膚炎は、免疫力の未熟な乳幼児期に発症しても、成長とともにたいてい自然に治癒します。いったん治まっていたのに、就職などで強いストレスが加わったり、大気汚染の少ないところから大気汚染の強い地域に引っ越したあとで再発することがあります。世の中が豊かになり、少子化で子どもが大切に育てられ、運動不足になっていることがアトピー性皮膚炎の増加の重要な原因と考えられますし(新潟大学医学部教授・安保徹氏)、成人アトピー性皮膚炎といっているが、じつはその多くは、ステロイド依存性皮膚症で、ステロイド外用剤の過剰使用による医原病でもあります(近畿中央病院皮膚科・佐藤健二氏、前出の島津医師)。

アトピー性皮膚炎の治療で大切なことは、短期間ステロイド外用剤を使用したとしても、できるだけ早く中止し、前述の要因で心当たりのあることを取り除くようにすることがもっとも大切です。

プロトピック軟膏は絶対に使わないで!

相当ひどくても大人になればたいてい治るのが、子どものアトピー性皮膚炎なのに、プロトピック軟膏を長期連用すると、がんの心配はもちろん、もとの皮膚炎も悪化します。

動物実験では、プロトピック軟膏を使用すると、使わない場合に比べて、皮膚炎が四倍から六倍も起きました。〇・〇三%の軟膏でこれですから、〇・〇三%よりもかなり低い濃度でも起きるはずです。

皮膚からの部位別吸収率

（前腕の屈側を1.0とした場合）

＊顔には基本的に、ステロイドは使わないこと。もし使うとしても、85ページの〔弱〕を短期間だけに

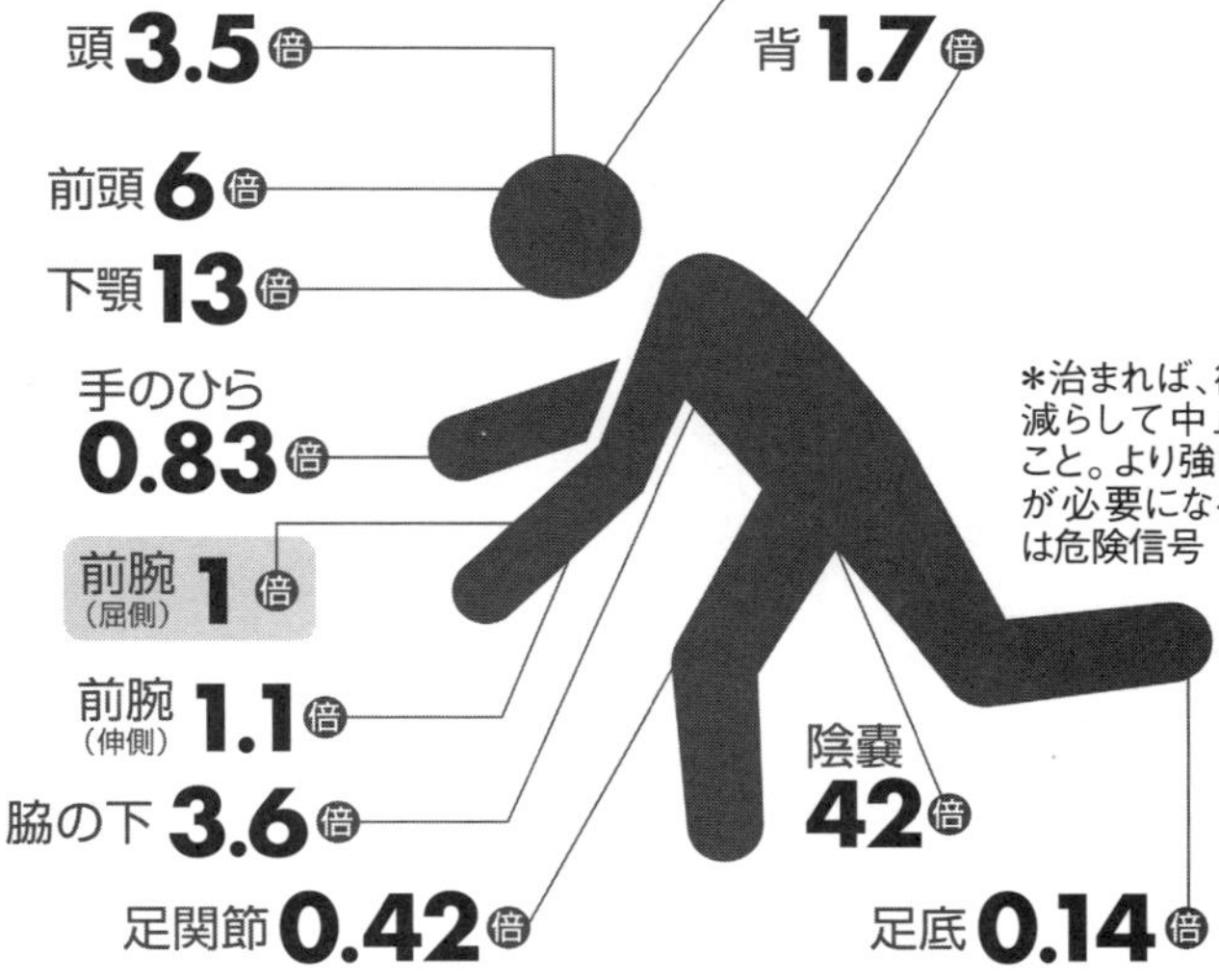

＊治まれば、徐々に減らして中止すること。より強いものが必要になる場合は危険信号

発がん性が高く
長期使用で
皮膚炎も悪化させる **危険** ✕

分類	一般名	商品名
免疫抑制剤	タクロリムス	プロトピック軟膏

ただし、臓器移植におけるタクロリムスの必要性を否定するものではない

臨床試験では、灼熱感を訴える人が六〇％、ヒリヒリする刺激感を訴える人も三〇％を超えていますから、皮膚炎はヒトにも必ず生じます。

塗りはじめる年齢が幼いほど、成人するまでにがんができる可能性が高い。がんができたら、その責任はだれがとるのでしょう。プロトピック軟膏は、ステロイド剤よりもはるかに危険です。子どもを「がん」にさせるようなことにならないことを願います。もし処方されても、子どもにプロトピック軟膏は絶対に使わないようにしましょう。

現に、プロトピック軟膏を三年余り使っていた一六歳の女性が、悪性リンパ腫になったことが判明しました。診察した島津医師により、二〇〇三年八月半ばにすでに厚生労働省に報告されています。

また、米国ＦＤＡ（食品医薬品局）は二〇〇三年三月一〇日、プロトピック軟膏の使用に次のように厳しい規制を加えました。発がんの危険性があるため、他の薬剤が無効などで使えない場合にのみ第二選択薬剤として使用すること、添付文書には「発がんの危険性」を表示する黒枠警告を加え、患者用説明書にも加えること、ヒトでの発がんに関する本格的調査を製薬企業に課すこと、などです。

米国でプロトピック軟膏の発がん性に関する検討が本格的に着手されたのは二〇〇三年一〇月からでした。私たちの働きかけで、日本において厳しい措置が取られた直後です。動物実験を再検討した結果、発がんが無視できないこと、使用していてがんが発生したとの症例も提出されたからです。

（参考）前述の島津恒敏医師と、筆者がそれぞれ提出した意見書がＦＤＡのホームページに載っている。

URL http://www.fda.gov/ohrms/dockets/ac/05/slides/2005-4089s2.htm

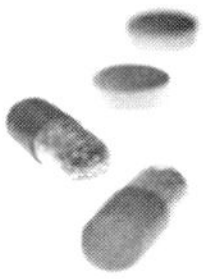

気管支喘息の薬

心臓への刺激が強い薬は使わない

喘息とは、息がゼーゼーいう病気の総称です。心不全で呼吸困難になれば心臓喘息といいますが、特にことわりがない場合は気管支喘息を指します。気管支は、肺まで達する空気の通り道で、肺に新鮮な空気を運び込み、全身を回ってきた血液中の炭酸ガスを肺から取り出し、体外に送り出すチューブ状の臓器をいいます。その気管支の内腔が狭くなって、空気が通らなくなった状態が喘息発作です。

気管支拡張剤に頼りすぎない

気管支粘膜が急に腫れ、けいれんして起きた発作には、気管支のけいれんを鎮め、気管支を広げる薬剤＋「気管支拡張剤」が治療の主体となります。

気管支拡張剤には、アドレナリン系とカフェインの仲間のテオフィリン系があります。どちらも気管支を広げる作用のほか、心臓を刺激する作用があります。急性の発作に吸入で使うなら、アドレナリン系のなかでは心臓刺激作用がもっとも少ないサルブタモールが、一番安全で有効です。

しかし、喘息の人の気管支粘膜の腫れの多くは、一時的でなく慢性化しています。気管支の内側が炎症で腫れ、粘液がたまって空気の通り道が狭くなっているので、一時的に気管支を広げて発作が鎮まっても、すぐまた発作を起こします。そのため、気管支拡張剤だけでは根本的な解決にはなりません。サルブタモールの吸入が一週間で三回以上必要となるくらいの病状だと、気管支拡張剤よりも、ステロイド吸入剤を使うほうがよいとされています。

急性呼吸困難の発作には強力な治療が必要ですが、発作止めの気管支拡張剤に頼っている人も、ステロイド吸入剤で気管支の腫れを抑え、炎症を起こす原因をできるかぎり避けるようにすれば、最終的には薬に頼らなくてよくなることも少なくありません。一時しのぎではなく、発作のない状態を続けることが何よりも大切。薬に頼らずともそれが維持できることに、治療の最終目標を置いてください。

喘息でなく「ベロテック」で死亡?

では、喘息の治療にあたって、注意すべき不要・危険な薬剤はなんでしょう。

それは、喘息死を増やすことで問題視された、気管支拡張剤のイソプレナリンです。それから、イソプレナリンがあまり使われなくなってから発売された、いまもっとも危険な気管支拡張剤フェノテロールです。加えて、二〇〇二年六月から発売が開始された「セレベント」も危険です。

メーカーはフェノテロールを〝心臓にやさしい〟と宣伝していますが、とんでもない。これは「心臓毒」になります。フェノテロールの代表的な商品「ベロテックエロゾル」の動物実験では、サルブタモールなどの他のβ刺激剤（交感神経刺激剤）では見られなかった、心筋の壊死が高率に認められています。ヒトに対する試験でも、サルブタモールでは心拍が減るのに、ベロテックエロゾルは心拍が増加し、心臓を刺激する作用がはっきりと出ています。いくつもの疫学調査を詳しく見てもその関連は明らかです。また、ベロテックエロゾルを使用中に死亡した何人かの患者さんの経過をよく検討したところ、死因が喘息そのものではなくて、心停止という人が何人かいました。喘息で簡単に死ぬことはあまりありませんが、ベロテックエロゾルでは心停止を起こし、死ぬことになるのです。

一九九〇年〜九六年ごろは、五歳〜三四歳の喘息死亡者は毎年約三〇〇人でした。いろいろな調査をみた私の推定では、そのうち、毎年一二〇人〜一五〇人がベロテックエロゾルによる死亡と考えられました。その後、ベロテックエロゾルの販売はひところの約三分の一となり、それにともなって、喘息死は約六〇％も減少したのです。

「セレベント」は第2の「ベロテックエロゾル」

そもそも喘息発作の防止の基本薬剤は吸入ステロイド剤で、β刺激剤系の気管支拡張剤は発作時だけの頓用が原則でした。ところが、キシナホ酸サルメテロールの気管支拡張剤「セレベント」は、その長時間作用の性質を利用して、発作予防に使用が許可されたのです。これは、喘息の治療指針の一八〇度転換を意味します。

実際、セレベントとサルブタモールを比較した二重目隠し臨床試験での死亡者が、サルブタモール群が一万人当たり二・四人なのに対して、セレベント群では一万人当たり七・一人でした（統計学的には有意でないが、サルブタモールより三倍高い死亡の危険性を示唆）。また、米国で実施された大規模な臨床試験でも、喘息死や突然死の死亡率が、プラシーボ（偽薬）群三人に対し、セレベント群一三人と、有意に四・四倍も高かったのです（どちらも半年間で約一万三〇〇〇人が対象）。このため、二〇〇五年七月に新たな警告がなされるなど、米国では大きな問題になっています。

危険な吸入ステロイド剤

では、喘息の治療で安全な薬剤はあるのでしょうか。先ほども述べたように、喘息の治療の基本は、ステロイド剤の吸入療法で発作を予防しながら炎症の原因除去をしつつ、最終的にはステロイド吸入も減らして中止にもっていくことです。ステロイド吸入剤ではもっとも安全性に優れているベクロメタゾンを適切に使うかぎり、全身への吸収はあまりなく、安全に使うことができます。

ところがここにも心配なことがあります。ステロイド吸入剤の新薬「フルタイドエア」は、全身に吸収されて、内服薬なみに全身への影響があることがわかってきたのです。ステロイド剤の害もたいへん心配すべき状況になってきました。内服のステロイド剤なみに、副作用として胃・十二指腸潰瘍や感染症の悪化、副腎の働きが抑えられ、ステロイド剤に依存する体質になる危険があります。最悪の場合、副腎不全からショック死を起こす危険性も心配になってきました。

さらには、日本では現在、危険なセレベントとフルタイドを混合した製剤「セレタイド」の承認申請がメーカーから国に提出され、承認に向けて着々と審議がされているようです。それぞれ単独でも危険なものどうしを組み合わせるとどうなるのか、想像を絶するような被害になるのではないかと懸念します。承認されないように監視が必要です。

一〇倍以上を使用するパルス療法は逆効果

最後に、喘息が重症になった場合は注射のステロイド剤が必要になることがあります。しかし、どんなに重症でもパルス療法（通常量の一〇倍以上のステロイド剤を点滴で一度に用いる療法）は、必要ありませんし、かえって有害です。

いわゆる抗アレルギー剤として使われるものにオキサトミドや、セラトロダスト、トラニラストがありますが、効果と安全性が証明されていないうえ、ステロイド吸入剤の数倍から一〇倍近い薬価で高価です。ロイコトリエン受容体拮抗剤という薬は、アスピリン解熱鎮痛剤喘息という特別の喘息に対する効果が認められているだけで、しかも高価。ともに一般的な使用は勧められません。

ステロイド吸入剤で気管支の炎症を抑え、喘息の原因がダニなどのアレルギーなのか、化学物質やたばこ、石油ストーブなどがアレルギーを悪化させるのか、ほかのものであるのかを探りあてる。そうしてできるかぎり原因を取り除き、徐々にステロイド剤や気管支拡張剤を減量していくのが、喘息の基本的な治療の方法です。

必要

分類	一般名	商品名	コメント
気管支拡張剤（β刺激剤）	サルブタモール（吸入）	〔吸入液〕ベネトリン吸入液、〔定量噴霧式吸入剤〕サルタノールインヘラー、アイロミール、アス・タージス、チボリン、ベナリール、レナピリン	β刺激剤のなかでは、もっとも有効で安全
ステロイド吸入剤	ベクロメタゾン（定量噴霧式吸入剤）	アルデシン、キュバール、ベコタイド、ベクラゾン、タウナス	気管支の炎症を抑える。徐々に減らしていくのがいい
その他の抗アレルギー剤	クロモグリク酸（定量噴霧式吸入剤）	インタール（吸入）、アレルナート、クモロール、シオミスト、ドルーミン、トーワタール、ノスラン、メインター、リノジェット、ルゲオンなど	やや高価だがステロイド剤より全身への影響が少ない

限定使用

分類	一般名	商品名	コメント
気管支拡張剤（テオフィリン系）	テオフィリン	スロービット、テオドール、テオロング、ユニフィル、アーデフィリン、セキロイド、チルミン、テオスロー、テオフルマート、テルダン、テルバンス、フレムフィリン、ユニコンなど	重症発作にかぎる。血中濃度のモニタリングが必須。特に1歳未満は個人差が大きく危険性大
気管支拡張剤（抗コリン剤系）	イプラトロピウム（定量噴霧式吸入剤）	アトロベント	肺気腫や慢性気管支炎の呼吸困難の発作には必要
ロイコトリエン受容体拮抗剤	ザフィルルカスト	アコレート	アスピリン解熱鎮痛剤喘息の人には有効だが、喘息一般にはステロイド吸入剤ほどの有用性はない
	モンテルカスト	キプレス、シングレア	
	プランルカスト	オノン	

不要

分類	一般名	商品名	コメント
気管支拡張剤	オルシプレナリン	アロテックエロゾル（吸入液、定量噴霧式吸入剤）	サルブタモールを使うほうが安全
抗ヒスタミン剤	エバスチン	エバステル	喘息には無効なので適応はない。眠気が少ないので過剰に使用しやすい。過剰に使用すれば、致死的な不整脈を起こすことがある
	フェキソフェナジン	アレグラ	
	オキサトミド	セルテクト、アデコック、アムゼント、イワトミド、オキサテクト、オキサトーワ、ガーランド、セキタール、セルスミン、デルトーマ、ペペシンなど	喘息には無効。錐体外路症状、生理不順、不正出血などを起こす
抗アレルギー剤	セラトロダスト	ブロニカ	臨床試験で、100人中2人が突然死を起こした
	トラニラスト	リザベン、アインテール、ガレシロール、セシリノール、テイブロック、トピアス、マゴチラスト、リザモント、リチゲーンなど	出血性膀胱炎、肝障害、強いアレルギーを起こす

危険

分類	一般名	商品名	コメント
気管支拡張剤（定量噴霧式吸入剤）	フェノテロール	ベロテックエロゾル	心臓への負担が強く、重症喘息の人に使うと、心停止することも。強い発作時に酸素欠乏状態で使用すると、特に心停止を起こしやすい
	イソプレナリン	アスプール	
	サルメテロール	セレベント	
ステロイド吸入剤	フルチカゾン（定量噴霧式吸入剤）	フルタイドエア	よく吸収されて全身への影響から副腎の機能が抑制されやすい

心不全用剤

心臓を「休める」

血液を効率よく送り出すことができずに心臓に戻るべき血液が全身にたまり、手足や、ひどくなると肺にも水がたまり、呼吸困難などになる状態を心不全といいます。ゼーゼーとなるのが典型的な症状で、「心臓喘息」とも呼ばれます。

心不全には、心筋梗塞などで急激に心臓の働きが悪くなる「急性」のものと、高血圧や弁膜症などで気づかない間に進行する「慢性」のものとがあり、さらに慢性に経過していた心不全が急に悪化する「慢性心不全の急性増悪」もあります。熱がないのに咳が出る、動くと息切れがする、横になると息苦しく座ると楽になる、という症状がある人は、慢性心不全が疑われますので受診を勧めます。最初は軽い咳が出るため、かぜと誤診されることもありますが、放置すれば突然心臓喘息の状態になるので、正確な診断を受けること、適切な治療が必要です。

心不全の原因には高血圧や狭心症などのほか、肝硬変や腎不全、また心臓の筋肉が直接傷害される心筋症や、先天性の心臓病がある場合も原因となります。これらの要因がある人は、禁煙し、過度な飲酒や塩分のとりすぎに気をつけて、心不全になるのを防ぐ生活を心がけてください。

心不全の薬の基本

心臓が弱っている心不全には、その力を強める「強心剤」が必要——と思うでしょうが、一時的に効いても長期的には逆効果になるため、いまではほとんど使いません。慢性で急に悪化したときと、急性心不全にごく短期間、一時的に使うだけになっています。基本は心臓への負担を軽くする薬剤です。利尿剤とACE阻害剤、それにβ遮断剤です。かぎられた力しか残されていない弱った心臓を無理やり働かせるより、不要なエネルギーを使わないで済むように、心臓を休めるほうがいいのです。

〔利尿剤〕 急性心不全や、慢性でも急激に症状が悪化したときは、体内に水分と塩分（ナトリウム）がたっぷりたまっているため、心臓は負担を受け強く収縮できません。たまった水分と塩分を体から追い出す、その主役が利尿剤です。いまにも息が止まりそうな心不全の人が、利尿剤を使って数時間で五リットルもの尿が出て、治まった例も経験しました。

ただし、新薬のカルペリチド（商品名「ハンプ」）は、利尿剤としての効果は劣るのに、値段は驚くほど高い。通常利尿剤は一日一〇円前後ですが、これは一日三万～五万円します。一週間や一カ月間の値段ではありません。たった一日の値段です。

〔血管拡張剤〕 もう一つの主役は血管を広げて心臓の負担を減らす血管拡張剤。特に重要な薬剤が

ACE阻害剤（アンジオテンシン変換酵素阻害剤）です。寿命を延長させるという確実な根拠があります。ACE阻害剤に似ていて、しかも咳が少なく、一見使いやすいと思われている新薬、アンジオテンシンⅡ受容体拮抗剤というのもありますが、長期的にはACE阻害剤ほど有用とはいえません。心不全の患者さんに使った比較試験の結果で、ACE阻害剤に比べると突然死が多く起きました。

また、日本で高血圧に多く使われているカルシウム拮抗剤は、高血圧のある心不全によく使われていますが、長期に使うと心不全が悪化しやすいので避けたほうが賢明です。

またニトログリセリンなど硝酸剤は、主に静脈を広げ血液をとどめ、心臓に帰ってくる血液を減らして心臓の負担を軽減します。急性の心不全や狭心症の発作止めとしては有効ですが、続けて使うと慣れ（耐性）の現象が出てくるためにいまではその価値は下がってきました。慢性心不全に貼り薬としてよく使われていますが、ほとんど役には立っていません。心不全や狭心症が悪化しないかどうか確認しながら、だんだんと減らして中止してもよいものです。

〔β遮断剤〕 心臓の働きを弱める作用があるβ遮断剤は、高血圧の治療にも使われる必須薬。慎重に使えば長期効果は明瞭で、寿命を延長させます。ただし、心不全に使う場合はよほど注意深く使わなければ、心不全がかえって悪化します。多くのβ遮断剤は、添付文書上は心不全に禁忌。もしこの薬剤を勧められたら、入院のうえ十分に注意しながら開始してもらいましょう。そうでなければ避けたほうが賢明です。

〔強心剤〕 かつては心不全治療の中心。ジギタリス製剤は強心剤の代名詞でしたが、いまでは速くなった脈を遅く強くする必要がある心不全にだけ使われます。ジゴキシンがその代表ですが、二〇〇三年秋に、調剤ミスで生後五カ月の子が死亡した原因薬剤です。治療量と中毒量が非常に近いので、血液中の薬の濃度を測り、吐き気や下痢、新たな不整脈がないかなど、こまめなチェックが必要です。

ほかの強心剤のほとんどは、急性期に短期間、点滴注射で適量使う場合にだけ有用で、長期に内服すると不整脈などの害があります。慢性の心不全には、利益より危険のほうが大きい。外国でも慢性心不全には使用が許可されていません。また、体内で心不全の必須薬ドパミンに変化して効くという新薬ドカルパミンは危険で不要。必須薬のドパミンそのものは使い方が非常に微妙な薬剤なので、血圧や脈拍に注意しながら点滴で微調整することが必要です。一方、ドカルパミンを服用するとドパミンの血中濃度が一日に二回、ゼロから最大レベルにまで大きく変動します。そして、重症の人ほど血中濃度が上がらず、たいして薬を必要としていない人の血中濃度が上昇しやすいのです。たいへん使いづらく、現実には使えないうえ、おまけに超高価です。一日約五〇〇円。ほかの心不全用薬剤の平均価格の十数倍もするのです。

さらに不要なものとして、カフェインや、気管支拡張剤として使用するテオフィリンの仲間、急性の心不全用の強心剤アムリノンやミルリノンはさらに高価。注射で使用して一日薬価が四万〜五万円。薬価に見合う価値はありません。これもたった一日の薬価なのです。

必要

分類	一般名	商品名	コメント
利尿剤	フロセミド（注射）	プロメデス、ラドンナ、アンフラマイド、ラシックス、など	心不全の治療に利尿剤は必須薬中の必須薬。体内、血管内、肺にたまった過剰な水分を尿として排泄して心臓の負担を軽くする。ただし、尿酸がたまりやすいナトリウムやカリウム不足となったり、痛みが出ることもある。意外と知られていない副作用に注射剤で下痢や難聴がある
	フロセミド（内服）	オイテンシン、プロメデス、ラシックス、カトレックスなど	
	ヒドロクロロチアジド	ダイクロトライド、ニュートライド、パンテモン	
ACE阻害剤	エナラプリル	レニベース、アリカンテ、イントニス、エナラート、エナラプリル、カルネート、シンベノン、セリース、ファルプリス、レニベーゼ、レリートなど	主に動脈を広げて心臓の負担を軽くする。副作用として咳がよく起きるが、心不全患者の寿命を延長させることが確認されているため、急性期を脱した心不全の人には必須薬
β遮断剤	カルベジロール	アーチスト錠（1.25, 2.5, 10, 20 mg）、アーチスト、アテノート、アニスト	入院のうえ、最低量1.25mgから開始し、症状が悪化しないことを確かめながら徐々に増やす。はじめから高用量を使用すると、心不全が逆に悪化するので要注意。ほかのβ遮断剤は心不全に対する適応が認められていない
強心剤	ジゴキシン	[注射]ジゴシン [内服]ジゴキシン、ジゴシン、ジゴハン、ハーフジゴキシン	頻脈傾向のある心不全にのみ用いる。腎機能と血中濃度に応じた使用方法が確立しているため、ジゴキシンがジギタリス製剤の標準品。内服も注射剤もジゴキシンがあればよい。ほかは不要
	ドパミン	イノバン、カコージン、ドミニン、プレドパ、アクトパミン、カタボン、キャサリン、タイアドーパ、ツルドパミ、ドパラルミン、トロンジン、マートバーン、ヤエリスタなど	急激に弱った心臓の収縮力を強めるため、急性期に短期間どうしても必要になることがある。長期に使用すると心臓が疲労し不整脈など害も

適応外

分類	一般名	商品名	コメント
アンジオテンシンⅡ受容体拮抗剤	ロサルタン	ニューロタン	咳など、とりあえずの副作用は少ないが、長期使用では突然死が多く、結局ACE阻害剤のほうが勝っている。ブロプレスはジギタリス剤との相互作用で不整脈があり危険。いずれにしても日本では心不全に対する使用は認められていない
	バルサルタン	ディオバン	
	カンデサルタン・シレキセチル	ブロプレス	
	テルミサルタン	ミカルディス	

不要

分類	一般名	商品名	コメント
利尿剤	カルペリチド	ハンプ	1日3万～5万円。価格に見合う効果を認めない
強心剤	アムリノン	アムコラル、カルトニック	1日4万～5.6万円。価格に見合う効果を認めない
	ミルリノン	ミルリーラ	
補酵素	ユビデカレノン	エナチーム、ノイキノン、ノイクール、アデリール、コエンザイムQ、フルパノンなど	体外から補給しても役に立たないので無効

危険

分類	一般名	商品名	コメント
強心剤	デスラノシド（注射）	ジギラノゲンC、デスラノシン	中毒を起こしやすいのに信頼できる血中濃度の測定方法がない。危険なので廃止すべき
	ピモベンダン	アカルディ	弱った心臓を刺激し続けるため、慢性心不全では不整脈などを起こして死亡が増え逆効果。薬価は標準薬よりはるかに高価。たとえば、ピモベンダンは1日約500円。年間18万円にもなる
	ベスナリノン	アーキンZ	
	デノパミン	カルグート、デノパミール、ヘルパミン	
	ドカルパミン	タナドーパ	体内でドパミンに変化して効果を発揮するが、血中濃度の変動が大きく危険。しかも薬価は注射剤並みの1日約1700円、1カ月で5万円にも!

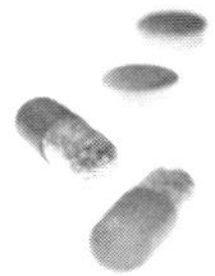

循環器用剤

薬でさらに不整脈に！

狭心症の特徴的な症状は、心臓部の痛みです。主に左胸の前あたりですが、みぞおちあたりの痛みや、左肩が凝るといった症状であらわれることもあります。心臓に酸素を送る血管（冠血管）内に血のかたまり（血栓）ができて狭くなり、運動時やストレスが負担となったときに、必要な酸素が供給されないために危険信号として発せられます。はじめて狭心症発作が生じた人は血栓が成長しはじめている可能性があるため、心筋梗塞に移行する危険性が高くもっとも警戒が必要な状態といえます。心筋梗塞なみに扱い、入院が必要です。

狭心症の治療には？　ニトロは慎重に

安定した狭心症の場合の治療には、以前は冠血管を広げる薬が効くと考えられましたが、いまでは心不全と同様、無駄なエネルギーを使わせなくする治療が基本です。そのためには、短期に使うには硝酸剤（ニトログリセリンなど）、長期に使うにはβ遮断剤が有効です。カルシウム拮抗剤は短期には効きますが、体内に水がたまりやすくなり、心不全になりやすいので長期使用は避けましょう。

硝酸剤（ニトロ）は短期の効果は抜群です。心不全による呼吸困難は、心臓にたくさんの血液が押し寄せていてそれを処理しきれないために起きます。狭心症の胸の痛みも同様にして起きることがあります。したがって、これらの治療のためには心臓に帰る血液を減らし、心臓の負担を軽くする必要があります。

心臓に帰る血液を減らすもっともてっとり早い方法は、体を動かす頻度と姿勢を変えることです。動いているときに発作が起きたら立ち止まる、寝ていて発作がきたら座って深呼吸します。ベッドを使っている人は起き上がり、足をベッドの下に垂らすとより効果的です。これだけで症状が治まることが多いはずです。それで治まらないときには、座った状態で硝酸剤のニトログリセリンを使います。ただ、硝酸剤（ニトロ）は短期間しか効果がありません。内服剤（特に徐放剤）や貼り薬をべったりと使うと、耐性ができ、連続して使うと、最初に効いていた量の一〇〇倍使っても効かなくなります。長期に使用する必要がある場合には、喘息などの禁忌となる病気がないかぎり、β遮断剤の方がよいのです。

危ない・いらない抗不整脈剤は

心臓が必要に応じて規則正しく効率よく拍動するためには、右心房の中にある「洞房結節」から出た刺激が刺激伝導路（注1）を伝わり、速さと収縮力を調節する必要があります。安静時にはゆっくり、運動時には速く、しかしリズムは規則正しく。何らかの原因で洞や刺激伝導路がうまく働かなくなると、心臓の動きが不規則になり不整脈が起きます。

脈が速すぎる場合を「頻脈性不整脈」、遅い場合を「徐脈性不整脈」、速い脈と遅い脈が混在する場合を「徐脈頻脈症候群」、規則的な心拍の間に、不規則なリズムを刻むものを「期外収縮」といいます。また、不整脈の起きている部位によって「心房性不整脈」「心室性不整脈」と分けられます。

心房性の不整脈（上室性不整脈ともいう）は命にかかわることはまずありませんが、心室性の重い不整脈は要注意。ときどき出る期外収縮が、単発や二連発までの心室性のものは、少々数が多くても心配はほとんどありませんが、三連発以上になると「心室頻拍」といって厳重注意となります。また、「心室細動」になると有効な血液を拍出できなくなり、命にかかわります。

心不全の合併がない頻脈性不整脈の治療にはβ遮断剤を使います。心不全を合併している頻脈性不整脈と発作性上室性頻脈には、ジゴキシンが有効です。ただし、ジゴキシンを使う場合は必ず血中濃度を測る必要があります。前項の心不全の治療でも解説したように、ジゴキシンは治療域と中毒域がきわめて近いため、血中濃度が高くなると不整脈を起こしたり（不整脈を治療して、逆に副作用として不整脈が起きる）、ときには死亡することもあるからです。

デスラノシド（いわゆる「ジギC」：注射剤）は一アンプルの用量が多すぎ、中毒を起こしやすくなるのに血中濃度が測定できません。これが使われている場合、とりあえずジゴキシンとしての血中濃度を測定してもらい、どうしても必要なら、ジゴキシンに変更してもらいましょう。

また、命にかかわる重い心室頻拍にはリドカイン、メキシレチン、プロカインアミドなどが必須薬です。しかしこの系統の抗不整脈剤は軽い不整脈に使われすぎています。

大部分の不整脈は、抗不整脈剤でとりあえず危険な状態を脱することができます。その次は、不整脈が起きてくる原因を取り除く努力をします。そうせずに命にかかわるほどでない軽い不整脈に継続して使っていると、抗不整脈剤が新たな不整脈を起こし寿命を短くするからです。そのことが、米国の大規模臨床試験（ＣＡＳＴ研究）で証明されました。

不整脈治療では、命にかかわるような重い不整脈だけに必須薬を短期間使い、心不全やストレス、糖尿病のコントロール不良など、不整脈を悪化させる原因を見つけ、取り除く努力がもっとも大切です。心不全も狭心症も不整脈も、心臓に負担をかけないのが一番よい方法。抗不整脈剤は、特に重症でないかぎり、担当医とよく相談し、できるだけ使わなくてよいよう工夫しましょう。

（注1）洞房結節からヒス束、プルキンエ線維を通り、心筋に刺激を伝えて、神経に似た特殊な筋肉でできた伝導路。単なる配線ではなく、それぞれが自動的に刺激を出す力を持っている。

狭心症の薬

必要

分類	一般名	商品名	コメント
β遮断剤	メトプロロール	セロケン、ロプレソール、ココナリンなど	β遮断剤の基本。1日2回使用
	アテノロール	テノーミン、アテノロール、アテネミール、アルセノール、セーラジール、トーワミンなど	長時間作用型のβ遮断剤。1日1回で可。ただし高齢者、腎機能障害のある人では過剰になりやすいので要注意
	セリプロロール	セレクトール、スロンタクス、セプロブロックなど	気管支攣縮作用が比較的抑制されているタイプ
硝酸剤	ニトログリセリン(舌下用錠剤、スプレー)	ニトログリセリン、ニトロペン、ミオコールスプレーなど	即効性。狭心症発作の軽減に不可欠。頭痛、顔面紅潮は許容範囲。血の気が引くなら、うずくまるか横になること
カルシウム拮抗剤	ジルチアゼム	ヘルベッサー、カルナース、クラルート、コロヘルサーなど	狭心症発作に短期使用で効果がある。長期使用は避けること

不要

分類	一般名	商品名	コメント
硝酸剤	硝酸イソソルビド	[徐放剤、貼付剤]ニトロール、フランドルなど	普通錠は1日3～4回、徐放剤は1日2回使用で耐性に。貼布剤は24時間ベッタリ使用で耐性に。基本的に不要だがどうしても必要なら1日最低8時間は剥がす
	ニトログリセリン	[貼付剤、クリームなど]バソレーターRB2.5、ヘルツァーSなど	
	ニコランジル	シグマート、イブステン、コバインター、ニトルビンなど	基本は内服剤の硝酸剤であり、耐性ができるのも同様。長期効果はない

危険

分類	一般名	商品名	コメント
冠拡張剤	ジピリダモール	アンギナール、ペルサンチン、カルコラ、グリオスチン、トーモル、パムゼンなど	冠血管は拡張するが、肝腎の狭くなった部分は拡張せず、心臓の仕事量、酸素必要量が増加し、逆効果
硝酸剤	※大量使用(硝酸イソソルビド)	[徐放剤]ニトロール、フランドル、イソコロナールR、L-オーネスゲンなど	大量使用は、効かないだけでなく狭心症発作時にニトログリセリンの舌下剤(錠、スプレー)が効かなくなる

必要　抗不整脈剤

分類	一般名	商品名	コメント
β遮断剤	※狭心症の薬と同様		高齢者は徐脈に注意
強心剤	ジゴキシン	〔注射〕ジゴシン 〔内服〕ジゴキシン、ジゴシン、ジゴハン、ハーフジゴキシン	ジギタリス剤の基本。治療域が狭いので、血中濃度測定が必須。本文参照
	イソプレナリン（注射）	プロタノールL	薬剤性徐脈など一時的危険な徐脈に
Ⅰb群（APD短縮）	リドカイン（注射）	キシロカイン、オリベス、リドクイック、リドカイン	重い心室性不整脈用。もっとも安全で確実な効果。種類間違いでの死亡例あり
	メキシレチン	メキシチール、オルゾロン、チルミメール、トイ、ポエルテン、メキシバール、メキシレート、メキトライド、メキラチン、メズサシン、メトレキシン、メルデスト、メレート、モバレーン	局所刺激作用あり、食道潰瘍・胃・十二指腸潰瘍の危険あり
Ⅰa群（APD延長）	プロカインアミド	アミサリン、プロカインアミド	重い心室性不整脈用
	キニジン	キニジン	副作用が多く使いにくい
Ⅰカルシウム拮抗剤	ベラパミル	ワソラン、ホルミトール、マゴチロン、ロシトール	短期使用のみ。心不全例には使えない

危険

分類	一般名	商品名	コメント
強心剤	デスラノシド	ジギラノゲンC デスラノシン	本文参照
第Ⅲ群（再分極遅延薬）	アミオダロン	アンカロン	他の抗不整脈剤が無効な人に専門家のみ使用する特別注意が必要なもの

❺ いらない薬が多すぎる

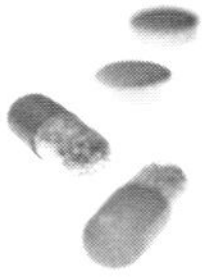

糖尿病の薬

大切なのはインスリンだけ！

六〇歳代の男性Ａさんは、食事をどれほど節制しても糖尿病がよくならず、やせてきました。血糖値はほとんど正常に近く「ヘモグロビンＡ1」という平均的な血糖値を反映した検査データも軽度異

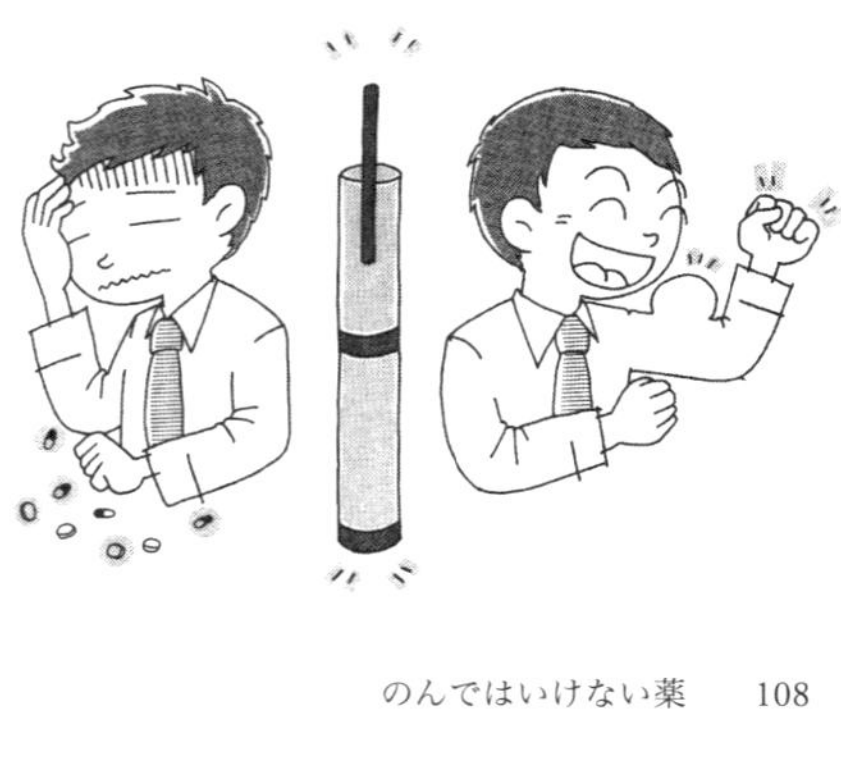

常なだけでした。ところが、手足がしびれ、食欲がなく、元気が出ません。のんでいたのは典型的な糖尿病用の薬剤で、飲み薬の血糖降下剤（ＳＵ剤）、ぶどう糖の吸収を遅くする新薬、それに糖尿病性の神経障害を改善するといわれる「キネダック」などです。

入院して適切な食事だけにして薬剤はすべて中止。少し血糖値が上がったところで、少量からインスリン注射をはじめました。食欲が出てみるみる元気になりました。「こんなにたくさん食べていいのですか？」入院後の印象的な言葉です。

体格と運動量にあわせた適切な食事をとっていない人、制限しすぎて粗食になり、必要な栄養分がとれていない人が、糖尿病の人には結構多いのです。また、インスリンの注射をはじめても、しばらくすると、いらなくなる人がたまにいます。軽い糖尿病はあるけれども、適切な食事と運動などを心掛け、夜更かしなどの無理をせずにストレスを発散し、平均寿命以上に長生きしておられる方もいます。インスリンをいやがっていて逃げ回っていたけれども、ふらふらになって少量のインスリンを注射したところ、途端に元気になった方もいます。

インスリンの働き

糖尿病は、不適切な治療や不摂生をしていると、重くなり、さまざまな合併症を起こす病気ですが、適切な食事や運動、必要な場合にはインスリンの注射を続ければ、その成果がちゃんとあらわれる病気でもあります。

インスリンとは、血糖値を下げるだけではなく、丈夫な骨、血管、神経、各臓器をつくるたんぱく質や脂肪（脂質）がきちんと利用されるためにも必要なホルモンです。すべての栄養素を必要に応じて体が利用できるようにするための重要なホルモンであり、体の中の一〇〇種類以上の遺伝子に働きかけて、栄養が利用されるのに必要な酵素を誘導する作用があります。糖尿病でインスリンが不足し、病気が進んでくると、血中のぶどう糖の濃度（血糖値）が高くなり、尿量が増え、口が渇き、甘いものや水分が無性にほしくなります。食事量が増え、神経の働きが鈍り、イライラしたり興奮しやすくなってきます。

節制して、血糖値も正常に近かったにもかかわらず、Aさんがよくならなかった理由は、エネルギー源の栄養素が足りないだけでなく、インスリン不足のため、少ない原料も利用できなかったからです。不足すると、ぶどう糖は不完全燃焼し、十分なエネルギーが生まれません。たんぱく質も脂肪も十分に利用できなくなりますから、身体のいろいろな臓器がうまく働かなくなります。年月が経つと血管や神経が脆くなり、特に、血管が集中している目や腎臓、心臓などが侵されやすくなってきます。網膜症で視力が衰え、神経の障害でしびれも生じてきます。

目の網膜の血管、腎臓の血管、神経に障害が起きる、これが糖尿病の三大合併症です。症状が進むと、それぞれ、網膜症から失明し、腎不全から人工腎が必要になり、神経障害は耐えがたい辛さになります。そのほか、心臓の血管が詰まる心筋梗塞、足を切断する原因になる脱疽が起こりますが、適切な治療をすれば、このような障害はほとんど起きません。

飲み薬はいらない！

インスリンが足りないため医師から注射を勧められたら、注射をしたほうがよいと思います。しかし、多くの人は「注射はいや」「飲み薬で何とかして」と思っておられます。医師も「本当はインスリンのほうがよい」と思いつつ「飲み薬」を処方しがちです。注射は指導するほうも、されるほうも面倒だからです。

糖尿病の飲み薬の一つは血糖降下剤のスルホニル尿素剤（ＳＵ剤）。あるＳＵ剤を使用した群と、使用しない群とを比較した米国の長期臨床試験で、使用した群で心筋梗塞死が確実に増加し、死亡率も高まる傾向が出ました。その後の英国での臨床試験でも、これを覆す明確な証拠は得られていません。

次はビグアナイド剤といいます。やはり試験で、長期の使用が効くというデータと、効かないというデータが錯綜していますので、「効く」ということにはなりません。また、服用途中でたまたま突然肺炎にかかったり、手術が必要になったりするとアシドーシス（酸血症）を起こしやすくなり、たいへん危険であることがわかっています。

三つ目は、アルファグルコシダーゼ阻害剤というものです。最近長期に使って効果があったという試験の結果が出ましたが、合併症の差を見たわけでなく、試験そのものに欠陥があり、とても有効であるとの証拠にはなりません。二〇〇三年九月に厚生労働省から、重い肝障害で死亡した例が報告されました。

四つ目はグリタゾン剤。インスリンは出るのに効きが悪い、主に肥満者の高血糖を防止すると主張されているものです。一九九八年に最初に登場した「ノスカール」は、肝臓の害のため二年後の二〇〇〇年三月に使用中止となりました。現在その仲間の「アクトス」が使われていますが、むくみが生じやすく、心臓への負担も大きいため、心不全や心筋梗塞を起こす危険が高いことがわかっています。動物実験でも血糖値を下げる用量で心臓に対する毒性が出るため、長期にヒトに使うと害があることが予測されたので、中止すべきと私は主張してきました。指摘してきたとおり、心不全例が報告されはじめ、二〇〇〇年一〇月、警告が出されました。

その後の二〇〇五年九月、重症の糖尿病を対象としたプロアクティブというアクトスの長期臨床試験の結果で、「有効だった」との主張がされています。しかし、心不全を除いて評価しているため、まったく信頼できません。心不全を入れて検討すると、悪いことのほうが多い傾向さえ認められました。

五つ目は「キネダック」。血糖値を下げる作用はありません。神経障害からくるしびれや痛みなどの症状を抑える目的で日本でだけ使われています。これも効果がないこと、アレルギーの出る頻度が高く、危険が心配されるため中止すべきと私は主張しています。

アクトスやキネダックを使っている人は、すぐに中止してもまったく支障はありません。

アクトスを中止して血糖値が高くなるなら、必要以上に食べすぎていないか、インスリンが不足していないか、もう一度徹底的に糖尿病と生活の状態を見直してください。

必要

分類	一般名	商品名	コメント
インスリン	インスリン	インスリン（注射）	インスリン不足による糖病治療に必須

限定使用

分類	一般名	商品名	コメント
SU剤（スルホニル尿素剤）	グリクラジド	グリミクロン、キョワクロン、グルタミール、ファルリンド、ルイメニア、クラウナート、グリミラン、ダイアグリコ、ベネラクサー	膵臓の細胞に働いてイスリンの分泌を促すが、密な長期効果と安全性不明。まだインスリンがている肥満した中年の尿病にかぎって使用可。れ以外の人には危険
	グリベンクラミド	オイグルコン、ダオニール、エントレゾン、オペアミン、クラミトン、グリピナート、セオグルミン、ダムゼール、ハイゾグラシド、パミルコン、ブラトゲン、ベンクラート、マーグレイド	

不要

分類	一般名	商品名	コメント
SU剤	グリクロピラミド	デアメリンS	長期試験は実施されていない
	トラザミド	トリナーゼ	
	トルブタミド	ジアベン、トリブタミド、ヘキストラスチノン、チアベトース	長期試験で心血管合併症が多かった
SU剤類似薬剤	グリブゾール	グルデアーゼ	長期試験がない
ビグアナイド剤	ブホルミン	塩酸ブホルミン、ジベトスB、ジベトンS	肝臓での糖新生・糖放出を抑えて血糖値を下げる
	メトホルミン	グリコラン、メルビン、メデット、ネルビス	

危険

分類	一般名	商品名	コメント
SU剤	アセトヘキサミド	ジメリン	長期作用のため、低血糖の危険がより大きい
	クロルプロパミド	アベマイド	
アルファグルコシダーゼ阻害剤	ボグリボース	ベイスン	糖質の分解を遅らせ、食後などに血糖値が急激に高くなるのを抑える作用があるが、長期効果と安全性は不明。重い肝障害も起こりうる
	アカルボース	グルコバイ	
グリタゾン剤（インスリン抵抗性）	ピオグリタゾン	アクトス	インスリンが過剰なのに血糖値が高くなるインスリン抵抗性の人に使用されているが、心不全を起こしやすく危険
アルドーズ還元酵素阻害剤	エパルレスタット	キネダック	糖尿病による神経障害の症状を抑えるとメーカーは主張しているが、効果はない

ホルモン剤

必要最小限

ヒトの体が正常に機能するためには、各臓器の働きが不可欠です。その各臓器の働きを調節しているのが、神経系、内分泌系（血中にホルモンを分泌）、それに免疫系です。ホルモンとは、血液中に少量分泌され、分泌した局所から離れた部位で作用することを特徴とする化学伝達物質のことをいいます。インスリンとステロイド剤、男性・女性ホルモン、甲状腺ホルモンなどがホルモンの代表です。

ホルモン剤の必須薬

治療法を対症療法、補充療法、原因療法にわけると、ホルモン療法の大部分は補充療法になります。体に不可欠な成分が不足して不都合が生じる人に、不足した分だけその成分を補う方法です（注1）。

インスリン不足で生じる糖尿病には、インスリンを注射で補充することができます。インスリンがまったく出ない人には生命維持のためインスリン注射は必須で、確実に寿命を延ばします。

甲状腺からのホルモンが出にくくなった人（甲状腺機能低下症）には、不足する甲状腺ホルモンを飲み薬で補充することができます。甲状腺ホルモンが極端に減った人は寒気、太る、記憶力が鈍る、ぐったりするなどの症状がありますが適切に使うと生き返ったようになります。

更年期障害が非常に強い場合は、ごく少量の女性ホルモン（卵胞ホルモンと黄体ホルモン）を飲み薬で補うことで症状を和らげることができますが、発がん性などの害を天秤にかける必要があります。

副腎（皮質）不全の人の場合は、副腎皮質ホルモンを必要量補えば日常の活動に支障がなくなります。どうしても陣痛が微弱なため分娩が困難な場合に使用するための子宮収縮剤にオキシトシンがありますし、生まれつき男性ホルモンが極端に少ない男性の場合には男性ホルモン剤（アンドロゲン）は欠かせません。これらはＷＨＯ（世界保健機関）の必須薬モデルリストにも掲載されている必須薬です。

早産防止のために用いる抗子宮収縮剤、乳がん治療に用いられる抗女性ホルモン剤のタモキシフェン、抗女性ホルモン剤で排卵誘発剤として用いられるクロミフェンもＷＨＯ必須薬です。

ＷＨＯの必須薬ではありませんが、男性ホルモンの分泌を低下させる薬（抗アンドロゲン剤のフルタミド、性腺刺激剤のリュープロレリン）は前立腺がんに使用され、延命効果が確認されています。

成長ホルモンが生まれつき少なく身長一二〇センチくらいしか成長できない人が、適切な時期に注射をすることで成長が可能になります。ただし、使われすぎていますし、遺伝子組み換えでつくられている現在の製剤で、白血病が二・六倍に増えたという報告があります。甲状腺ホルモンが出すぎた人には、甲状腺ホルモンをできにくくする抗甲状腺剤が必須です。

危険なものも多い

しかし注意が必要なものも少なくありません。

更年期障害にホルモン補充療法として使用されているエストロゲン（卵胞ホルモン）単独剤は、子宮がんの危険性が高まるため黄体ホルモンの併用が必要です。エストロゲンは本来発がん物質（女性はその毒性を消去する機能を備えている）であるため、多すぎると子宮がんだけでなく、全身のどこでもがんが増加する可能性があります。必要最小限にとどめたいものです。

また、分娩までに十分な時間があれば頚管（子宮口）は未熟で硬いのは当たり前。なのに頚管熟化剤と称し、体内に入るとエストロゲンになる薬剤（商品名「マイリス」など）を用いて子宮口を軟らかくしようとするのは問題です。分娩時には母体内と胎児中のエストロゲン濃度は自然と高まりますが、胎児も女性ホルモンの毒性を消去する機構をもっています。しかしマイリスなどを使用すると、生理的な量のエストロゲンを超える大量のエストロゲンができます。臨床試験ではプラシーボ（偽薬）群や弱いエストロゲン製剤群よりも、新生児仮死が多くなっていました（統計学的には有意ではないが有意に近かった）。動物実験でも胎仔死亡が多かったのです。そのうえ、添付文書上の用量を超える量を用いたり、「プロスタグランジン」と併用するなど、かなり危険な使い方がされています。

プロスタグランジンは一つの臓器からつくられるわけではないので正確にはホルモンではありませんが、少量で強力な生体反応を起こす物質のため、局所ホルモンとも呼ばれます。分娩誘発に使われますが日本での使われ方は異常です。世界的には膣錠がもっとも有効で安全とされていますが、日本では危険な内服剤と注射剤でしか使えません。日本では昼間の分娩がもっとも多いことに示されているように、分娩を補助するのではなく、分娩時間の調節に用いられている傾向が認められるのです(注2)。

「筋肉増強剤」は男性ホルモンです。外見は筋肉質になりますが、生理的な量を超えていますので自分で男性ホルモンを出す必要がなくなるため、多くの場合勃起障害が起こります。インターネット販売で個人輸入されているDHEA(デヒドロエピアンドロステロン)やAD(アンドロステンジオン)は、米国ではサプリメントとして誰でも購入できます。ホームラン王になったマーク・マグワイアが米国の野球界で規制対象外であったADを使用していたことは有名です。体内でテストステロンができるため、筋肉増強剤の役割をしていたのです。

ホルモン剤は足りない分を最小限に補うことが大切です。ホルモン過剰で起きた病気に有効な抗ホルモン剤があります。適切に使用することで症状の安定や延命効果が得られる場合がありますが、過剰なホルモンはたいてい利益より大きい害をもたらします。本来不要で危険な薬剤やサプリメントが多いので、使用や使用法の見極めが大切です。

(注1) 熱が出たら解熱剤、痛みには鎮痛剤、咳には咳止めというように病気の不快な症状を和らげる治療法が「対症療法」、結核菌に対する化学療法など原因を取り除くのが「原因療法」。
(注2)『薬のチェックは命のチェック』№15(勝村久司)

必要

分類	一般名	商品名	コメント
甲状腺ホルモン	レボチロキシン	チラーヂンS	必須薬。症状が重いほど少量から開始が必要。類似薬剤の乾燥甲状腺末やリオチロニンは非標準品であり、推奨できない
抗甲状腺剤	チアマゾール	メルカゾール	必須薬。国際的にはプロピルチオウラシルが標準。日本ではチアマゾールがよく使用される。初期に多く使用し、改善に合わせて調整する。白血球減少に注意
	プロピルチオウラシル	チウラジール、プロパジール	
抗エストロゲン剤	タモキシフェン	ノルバデックス、、アドパン、エマルック、ソシゲーン、タスオミン、ノルキシフェン、パンリーフ、フェノルルン、レスポール	乳がん治療に世界的に用いられる。延命効果が認められている
	クロミフェン	クロミッド、オリフェン、スパクロミン、セロフェン、フェミロン	排卵障害による不妊の排卵誘発に必須。多胎妊娠あり
性腺刺激ホルモン	リュープロレリン	リュープリン	前立腺がんに使用して寿命延長が認められている。フルタミドは肝障害が多い
抗男性ホルモン剤	フルタミド	オダイン、フルタメルク	

限定使用［特別の場合だけに］

分類	一般名	商品名	コメント
成長ホルモン	ソマトロピン（遺伝子組み換え）	種々（省略）	白血病が2.6倍になる。日本では過剰使用の傾向がある
卵胞ホルモン ＋ 黄体ホルモン	結合型エストロゲン ＋ 黄体ホルモン	プレマリン（卵胞） ＋ ノアルテン（黄体）	症状のひどい場合に必要最小量（どちらも1錠ずつでも過剰）を短期間のみ使用
いわゆる低用量ピル	少量卵胞ホルモン（エチニルエストラジオール）と、少量黄体ホルモンの組み合せ	アンジュ28、トライディオール、トリキュラー21、リビアン28 エリオット21、オーソM-21など	エストロゲン30マイクログラムと黄体ホルモン0.15mgの組み合わせ。卵胞ホルモンは基本的に発がん剤（乳がん、子宮がんなど増加）。また血栓症（肺に起きればいわゆるエコノミー症候群）、脳卒中の原因にもなる
下垂体後葉ホルモン	オキシトシン	アトニン（01、05）、オキシトシン注射液	分娩の誘発、陣痛促進に使用される。プロスタグランジン腟錠が安全だが、日本にないのでオキシトシンがもっとも安全。ただし使用方法により事故も少なくない
プロスタグランジン	ジノプロストン	プロスタグランジンE2、プロスタルモン・E	プロスタグランジン中もっとも安全な腟錠が日本では未承認。プロスタグランジン製剤の経口錠や注射剤の安全性は、オキシトシンより劣る
	ジノプロスト	グランディノ、プロスタグランジンF2α、プロスタルモン・F、プロスモン、プロタモジンF	

危険

分類	一般名	商品名	コメント
卵胞ホルモン	結合型エストロゲン（卵胞ホルモン）	プレマリン	単独使用では乳がん、子宮がんの危険がより高い。日本でも欧米人と同量（1錠が0.625mg）を使用している
中用量ピル	中等量卵胞ホルモン（エチニルエストラジオール）と、中等量の黄体ホルモンの組み合せ	エデュレン、ドオルトン、ブラノバール、ソフィア、ノアルテンD1、ビホープA、ロ・リンデオール	エストロゲンが約50マイクログラム、黄体ホルモンが0.5～1 mgと多すぎる。副作用の危険性は低用量ピルよりさらに大きい
子宮頚管熟化剤	プラステロン硫酸ナトリウム	［注射］マイリス、レボスパ、アイリストーマー ［膣坐剤］マイリス	胎児を非生理的なエストロゲンにさらすことになる。早産の傾向となり、新生児仮死増、母乳減少の可能性、子への影響が心配される（本文参照）
男性ホルモン剤	種々	エナルモン、ハロテスチン	ごくかぎられた状態にのみ使用される。男性ホルモンを使用すると見かけは男性的になるが、精子形成など生殖機能に障害が及ぶ。筋肉増強剤として誤用されている
たんぱく同化ホルモン剤	種々	プリモボラン、デカーデュラボリンなど	

※ピル、女性ホルモン関係は、URL http://home.att.ne.jp/sea/pill-110/index.html に詳しい

ビタミン剤「もったいない」

薬に頼らなくても済む体づくりには、三大栄養素、つまりたんぱく質、糖質、脂質を適切なバランスでとることがもっとも大切なことです。また、これらの三大栄養素とは別に、体内では合成されず、しかも生体にとって不可欠な化合物や金属があります。必要量は微量ですが、欠乏するとさまざまな症状が起きることがわかっています。

たとえばビタミン。暗いところでの視力が極端に落ちる夜盲症（通称「とり目」）はビタミンAの欠乏症、白米を食べるようになって流行した脚気はビタミンB_1の欠乏症、長旅の船員に起きた壊血病はビタミンCの欠乏症、幼時期に陽に当たらないために生じた骨軟化症（くる病）はビタミンDの欠乏症です。これらビタミンの欠乏で起きる病気は、死亡や後遺障害につながる重大な病気の原因になります。

ビタミンをたんぱく質、糖質、脂質より大切だと思っている人も多いですが、三大栄養素の重要性には、はるかに及びません。三大栄養素をバランスよく適切に食べていればビタミン不足になることはありえません。現在ビタミン不足になるのは、極端なダイエットや、特別偏った食事になっている人、食事ができなくて高カロリー輸液（ＩＶＨ）を受けているにもかかわらずビタミン剤が使われていない人などです。

ビタミン欠乏と過剰摂取

ビタミンA、D、E、Kなどの脂溶性ビタミンは、脂肪組織に溶け込んでいますので、しばらく補充しなくとも欠乏しません。しかし、ビタミンB_1、B_2、B_6、B_{12}、ビタミンCなどの水溶性ビタミンは、組織にあまり蓄積されていないため、口からまったく食べずに、かつ補給がなければ急速に欠乏していきます。

高カロリー輸液は、一日１５００〜２０００キロカロリーのエネルギーとアミノ酸（たんぱく質のもと）を補給します。しかし、一般の食事とちがってビタミン剤が入っていませんので、ビタミンを補給しないと確実にビタミン欠乏症が起きます。医師の処方ミスでビタミン剤を添加せず、ビタミン欠乏症を起こして死亡したり、精神・神経障害を残す例があります。急性のビタミンB_1欠乏症の典型的な症状として意識障害、運動失調症、心不全、ショック、汎血球減少症などがあらわれます。すべての体の機能に関係するため糖尿病もあらわれます。ビタミンB_1の大量使用で急速に回復しますが、脳の細胞が傷害されるまでビタミンが補給されないと障害が残ります。

ビタミンAの欠乏症として夜盲症が有名ですが、小児では成長障害が問題になりますし、大人でも感染症が起きやすくなり、目の傷害が重症になると失明することもあります。ビタミンAは脂溶性ビタミンの典型で、過剰症がもっとも起きやすいビタミンです。急性でも慢性でも頭の中の圧力が増すため、頭痛や嘔吐を起こしますし、皮膚が剥離したり乾燥してざらざらになったり、関節痛なども起きます。

もっとも注意が必要なのは、妊婦がビタミンAを過剰摂取すると、子どもに先天〝奇形〟を起こすことがある点です。ビタミンAそのものが〝奇形〟の原因になりますし、女性ホルモン様作用を有する添加剤のBHA（ブチルヒドロキシアニソール）も〝奇形〟を起こす原因になりえます。妊婦の栄養バランスの是正に「妊婦用総合ビタミン剤」と称するものがありますが、バランスのよい食事をしていれば、ビタミン剤を補給する必要はまったくありません。妊娠中や妊娠の予定があるときには、ビタミン剤の補給はしないほうがよいでしょう。

フッ素とコエンザイムQ

ビタミンではありませんが、フッ化物（フッ素：これをビタミンのように必須のものといっている人もいるが間違い）とコエンザイムQ（補酵素Q）は問題の物質です（フッ素について詳しくは一七九ページから）。

フッ化物は虫歯予防にと、一時水道水への添加が検討されましたが見送りとなり、かわって幼児や児童への集団フッ素洗口が推進されようとしています。しかし、世界的には廃止の方向にあるものです。日本での子どもの虫歯は一人平均二本を切りましたし、今後も減り続けるでしょう。フッ素には虫歯予防効果はほとんどないのに、発がん性やダウン症などの害は確実にあるのです。つい最近も、男の子の骨肉腫（骨のがん）が増えることが疫学調査で明らかになりました。

コエンザイムQそのものは生体内でエネルギーを生むのに重要な役割を果たしていますが、体内で合成されるものですから、外から補う必要はありませんし、無意味です。

ビタミンや微量元素類は、確実に不足することがわかっているとき、不足の症状があるときにのみ使用するもので、特別な理由もないのに使用しても無駄です。まさしく、「もったいない」のです。

必要

分類	一般名	商品名	コメント
高カロリー輸液用総合ビタミン剤	総合ビタミン剤	ソービタ、M.V.I、ネオラミン・マルチVなど	必須薬。医療用医薬品として必須
微量元素製剤	高カロリー輸液用微量元素製剤	処方1：エレメンミック、シザナリンN、ボルビックス、ミネラミック、ミネラリン、メドレニック	経口（経腸）の栄養補給が不可能で、微量元素を含まない高カロリー輸液のみが長期に続く場合に使用（鉄、マンガン、亜鉛、銅、ヨウ素を含有）
		処方2：エレメイト、パルミリン、ボルビサール、ミネリック	同上（処方1との違いは、マンガンのみ含有しない点、黄疸のある場合はマンガン過剰防止となる）
鉄剤	硫酸第一鉄（内服鉄剤）	フェーマス、テツクールS、スローフィー、フェロリタード、フェロ・グラデュメット	内服可能な場合は、錠剤を使用する。胃痛、胃重感など胃の不快な症状はありうる
	デキストラン鉄（注射剤）	フェジン	内服不可能な場合の鉄分の補給に

限定使用 [特別の場合だけに]

分類		一般名	商品名	コメント
脂溶性ビタミン	ビタミンA	パルミチン酸レチノール	ビタミンA、チョコラA（滴、注、錠、末）	過剰症が問題。妊娠している女性では（3カ月以内に妊娠予定者も含む）禁忌。急性中毒に頭痛、嘔吐、皮膚剥離など。慢性中毒に皮膚乾燥、頭痛、仮性脳腫瘍、脱力、皮質性化骨症、関節痛など
	ビタミンA	ビタミンA	チョコラA（錠、末）、ザーネ（軟膏）	
	ビタミンD	アルファカルシドール	アルファロール、ワンアルファ、カルフィーナ、カルシタミン、トヨファロール、プラチビット、リモデリン、ワークミンなど	ビタミンD欠乏にともなう骨軟化症（くる病）の予防と治療には必須。過剰症、副作用として血中カルシウム濃度の上昇で食欲不振、嘔吐、多飲、脱力、神経過敏、尿毒症など
	ビタミンE	酢酸トコフェロール	ベクタン、ユベラ、エセブロン、イータップS、S、バナールE、ベクタンユベラ、ユベーEなど	多価不飽和脂肪酸の抗酸化剤として作用。過剰症として、壊死性腸炎や敗血症、肺機能低下、血小板減少、肝不全、腎不全なども生じうる
	ビタミンK	フィトナジオン	カチーフN（散、錠）、ケーワン（錠、カプセル）、ビタミンK_1（錠）、ユニビタンK_1（錠）	ビタミンK欠乏による出血傾向には必須薬。新生児では高ビリルビン血症、核黄疸をともなう貧血、注射速度が速い場合、添加剤（界面活性剤）によるアナフィラキシー型ショックを生じうる
		メナテトレノン	ケイツー（経口、注）、ケーフイ（注）、ビタミンK_2（注）	

限定使用［特別の場合だけに］

分類		一般名	商品名	コメント
水溶性ビタミン	ビタミンB_1	塩酸チアミン	メタボリンG（注）（50mg/1mL）	急性ビタミンB_1欠乏症（乳酸アシドーシス、ウェルニッケ脳症など）に必要。下痢の副作用あり
			塩酸チアミン（散）	錠剤は販売されていない。脚気などビタミンB_1欠乏症には必須
	ビタミンB_2	リボフラビン	リボフラビンなど	欠乏症にのみ必須
	ビタミンB_6	ピリドキシン	アデロキシン、アクタミンB_6、ビーシックス、ビタミンB_6F、ビタミンB_6	欠乏症は極めてまれ。実質的に必要なのは、抗結核剤イソニコチン酸ヒドラジドなど使用時のビタミンB_6欠乏症予防と治療のみ
	ビタミンB_{12}	酢酸ヒドロキソコバラミン	コバラミンH、コルサミンS、コンホルミン注など	自己免疫疾患の一つ、悪性貧血の特効薬だがほかの貧血には無効
	葉酸	葉酸ナトリウム	フォリアミン（錠、注）	葉酸欠乏症、抗けいれん剤、抗マラリア剤、アルコールなどによる貧血（葉酸欠乏による）に使用
	ビタミンC	アスコルビン酸	アスコルビン酸、アスコルチン、ハイシー、ビスコリン、ビタシミン、アクタミンC、カラシミンC、シータックC、ビーシーVC、ビタシン、ビタC、ミターC	ビタミンC欠乏症にのみ効果。皮膚のシミ・ソバカス、感冒予防治療には無効
	ナイアシン剤	ニコチン酸	ナイクリン、ニコチン酸	ナイアシン（ニコチン酸アミド）の欠乏症（ペラグラなど）にのみ有効
		ニコチン酸アミド	ニコチン酸アミドゾンネ	

危険・無効・不要

分類		一般名	商品名	コメント
水溶性ビタミン	ビタミンB_1	フルスルチアミン	アリナミンFなど	高用量すぎる。下痢を起こしうる
		プロスルチアミン	アリナミン	
		セトチアミン	ジセタミン	
		オクトチアミン	ノイビタ	
		その他	種々	
	複合ビタミン剤	ビタミンB_1、B_2、B_6、B_{12}の複合剤	ビタメジン、ノイロビタン、ビタノイリン、ビタルファなど	
脂溶性ビタミン	ビタミンK	メナテトレノン	グラケー	骨粗鬆症に対する長期効果と安全性は疑問（この使用法は外国では未承認）。内服剤でも界面活性剤が添加されておりアナフィラキシー型ショックがありうる
フッ素化合物（フッ化物）		フッ化ナトリウム	ミラノール、Fバニシュ、オラブリス、ダイアデント、フッ化ナトリウム、フルオール、フロアー、フローデンA	水道水への添加で発がん性あり。ダウン症、歯フッ素、精神・神経障害、ホルモン異常など全身に影響。急性中毒として胃痛、嘔気嘔吐、ひどい場合はけいれん、不整脈なども生じうる。フッ化物洗口用の溶液（高濃度）を1回分飲用で急性中毒症状が出現しうる
		モノフルオロリン酸ナトリウム、フッ化スズ	※フッ化ナトリウムの代わりに歯磨き剤に添加されていることがある	
コエンザイムQ（補酵素Q、ユビキノン）		ユビデカレノン	エナチーム、ノイキノン、ノイクロン、アデリール、ウデキノン、エミトロン、オムキノン、コロキノン、サンキノン、ソラネキノン、デカソフト、トリデミン、ハートシン、メズサノン、ヨウビキノン、ラコビールなど	先天性コエンザイムQ欠損症にのみ有用。通常は生体内で十分合成されるので、医薬品としての補給は不要・無効

リウマチ・痛風の薬

痛風予防は食事から

痛みは苦痛の中でも特につらいもの。痛みのために不眠などで免疫力を落とし、炎症が強くなって、さらに回復が遅れます。痛みには、早めの対処が必要です。

リウマチと痛風は、がんやけがなどを除けば、痛みの二大原因といえるでしょう。

もともとリウマチは、筋肉や関節が痛む病気を広く指していましたが、いまでは狭い意味で慢性関節リウマチを指します。関節に慢性の炎症が起きる病気で、朝の関節のこわばりに始まり、慢性的な痛みなどの症状があります。関節が変形して手足が不自由になることもありますが、それまで一〇年以上かかることが多く、ほとんど、あるいはまったく進行しない人もいます。

一方、痛風は、字のごとく「風が当たっただけでも痛くなる病気」で、リウマチとはまったく別の病気です。関節の内部や皮下に尿酸の結晶がたまって炎症を起こすための痛みで、体内の細胞や食物中の細胞が分解してできる尿酸が尿から十分に排泄できず、血中に残って血中濃度が高まると、結晶になって炎症を起こすのです。

リウマチの治療

リウマチの薬物治療の目標は、痛みをともなう炎症を安全に抑え、関節が破壊されるのを防ぐことです。はじめは、非薬物療法（運動療法や温泉療法）や、薬物療法でもできるだけ害の少ないものを使うことが大切です。薬物療法では、痛みが生じて困る場合、鎮痛剤を対症療法的に使います。抗炎症鎮痛剤としては、非ステロイド抗炎症剤（ＮＳＡＩＤｓ）が用いられますが、種々の害（副作用）があるため、アセトアミノフェンを使用し、非ステロイド抗炎症剤の使用開始を遅らせたり減らしたりします。非ステロイド抗炎症剤による胃潰瘍・十二指腸潰瘍を予防するためのＨ２ブロッカー併用法は薦めません。

リウマチの治療に新薬が導入され、新聞でも〝画期的〟と紹介されています。炎症を促進する物質（腫瘍壊死因子）の働きを抑制する物質と、免疫抑制剤です。進行が非常に早く非ステロイド抗炎症剤などが無効で、たくさんの関節が侵されているような一部のかなり重症のリウマチには、これらは害より利益が大きいかもしれません。が、問題も大きい薬剤です。

リウマチの多くはゆっくり進行します。これらの新薬は確実に免疫力を弱めるため、結核や敗血症など重い感染症にかかりやすくなったり、悪性リンパ腫など、がんができやすくなったりします。あまり進行しない人に免疫を抑制させるこうしたものを使うと、利益よりも当然、害のほうが大きくなります。専門医にかぎらず、医師は新薬をよく使う傾向がありますから、安易な使用には注意してください。

痛風の治療と予防

痛風は私自身、若いころに急性のものを経験しています。新潟でおいしい八目鰻を肴においしい日本酒をたらふくのみ、夜行列車で東京に早朝到着。立ち上がった瞬間、足が痛くて動けませんでした。駅の喫茶店へ直行し、注文したコーヒーには目もくれず、ひたすら「水、水、水」。何杯ものんでトイレに通い三時間余りで歩けるようになりました。飲酒後は尿から尿酸が出にくくなり、脱水のため尿酸濃度がさらに濃くなり、それが結晶化して関節などにたまります。たまった尿酸の結晶が周囲の組織を刺激して炎症や痛みを起こし、特に足の親指の付け根や肘、膝の関節、耳などにたまり、真っ赤に腫れ上がります。

尿酸がたくさんできる食物とアルコールの摂取、水をのまないでいること、利尿剤やコーヒーも、痛風の大きな原因になります。当時九一歳だった父が、指の関節が腫れ、手術しないといけないといわれたと聞き、帰郷して診察しました。アルコール以外の原因がすべて該当しました。尿酸値は8・8mg／dl（値は男性では約7以下）。利尿剤を塩分過剰によるむくみの治療にのんでいたことがわかったので、塩分を減らし利尿剤を中止、一日何杯ものんでいたコーヒーも中止。ただの水（お茶はだめ）をしっかりのむ（塩分を控えずに水をのむと尿として出にくいのですが、塩分を控えると少々水をのんでも尿が十分出ます)。薬としては少量の重曹だけ。重曹をのんで尿をアルカリ性にし、水をたっぷりのんで薄い尿をたくさん出すと、尿酸が尿中に出てくれます。翌日には痛みはましになり、数日で鎮痛剤もなしに痛みは引きました。手術はまったく不要でした。

痛風の傾向のあるお酒が好きな人への大切なアドバイス。アルコールをのんだ後はアルコールの利尿作用で(ビールでも)のんだ量よりも大量の尿が出るため脱水になり、尿酸が極端に出にくくなります。そのため水をたっぷりとのむことが大切です。水が大量の尿とともに尿酸を体外に排泄することで、血液中の尿酸の濃度を減らし痛風を防ぐのです。しかし、くれぐれもアルコールののみすぎは禁物です。

急性の痛風には間違った治療がよく行なわれています。痛風発作の痛みが起きているときにアロプリノールなど予防のための薬剤を用いると、症状が逆に悪化しますので、これには気をつけてください。重曹も含め、先の注意をしたうえで、激しい痛みがあるときの抗炎症鎮痛剤としては、ナプロキセンがもっとも適切。胃潰瘍・十二指腸潰瘍の人にはコルヒチンを使います。

発作の予防には、先の注意をきちんと守ることで、ほとんど解決します。アロプリノールは重症のアレルギーを起こす頻度が高いため、できるだけ避けたほうが賢明です。痛風発作ですら、薬でなくこうした非薬物療法でコントロールできるのですから、高尿酸血症を薬で長期にコントロールする必要があるのか、そもそも疑問ですし、意味があることとは思えません。

必要

分類		一般名	商品名	コメント	痛風	リウマチ
痛風用	制酸剤	炭酸水素ナトリウム	重曹	尿をアルカリにして水をたくさん飲んで尿酸排泄を促進。痛風のみ	○	×
鎮痛剤・抗炎症鎮痛剤	鎮痛剤	アセトアミノフェン	ピリナジン、カロナール、アスペイン、アテネメン、アトミフェン、アニルーメ、カルジール、トーワサールA、ナパ、ネオセデナール、ピレチノール	抗炎症作用は少ないが胃腸障害や腎障害などが少なくもっとも安全。痛風の痛みには無効	×	○
	非ステロイド抗炎症剤	イブプロフェン	ブルフェン、イブプロフェン、モギフェン、ナギフェンなど	非ステロイド抗炎症剤の中では安全だが、効果持続時間が短い	×	○
		ナプロキセン	ナイキサン、サリチルロン、ナロスチン、モノクロトン、ラーセン	半減期が約14時間であり、1日2回使用でOK。半減期が短かすぎるのも長すぎるのも害が多い	○	○
		アスピリン	アスピリン（各社）	リウマチの治療には標準治療。しかし痛風の治療には有害で無効	×	○

限定使用

分類		一般名	商品名	コメント	痛風	マリチウ
難治性リウマチ用	DMARDs（*）	サラゾスルファピリジン	サラゾピリン、エミナピリン、スラマ、ラノフェン	中等症のリウマチに	×	○
	免疫抑制剤	メトトレキサート	リウマトレックス	抗がん剤系の免疫抑制剤。標準的だが、中断する人が半数	×	○
	抗腫瘍壊死因子製剤	エタネルセプト	エンブレル	重症・進行性にはおそらく有用。感染症や発がんの危険があり軽症・中等症には有害	×	○
痛風用	発作時の頓用	コルヒチン	コルヒチン	非ステロイド抗炎症剤が胃潰瘍・十二指腸潰瘍などのために禁忌の場合、痛風発作時のみ、頓服で使用	○	×
	発作予防用	アロプリノール	アロシトール、ザイロリック、アイデイト、アデノック、アノプロリン、アプリノール、アリスメット、アロチーム、アロック、アロリン、アンジーフ、ケタンリフト、ケトブンA、サイトックD、サロベール、タカナルミン、ノイファン、プロデック、マサトン、ミニプラノール、モナーク、ユーリック、リボール	痛風発作を悪化させる。発作時は禁忌。食事や水などで予防し、なるべく使わないのが賢明。特にアロプリノールは重症アレルギーが多い	○	×
		プロベネシド	ベネシッド			

*DMARDsは疾患修飾性抗リウマチ剤の略。サラゾスルファピリジンはサルファ剤系。

危険・無効・不要

分類		一般名	商品名	コメント	痛風	リウマチ
抗炎症・鎮痛剤	酸性系非ステロイド抗炎症剤（長時間作用型）	ピロキシカム	バキソなど	高齢者では血中濃度が高くなりすぎて害が大きい。アレルギー性の害（副作用）が起きたとき、中止しても長時間体内に残るので危険	×	× 一応リウマチに適応が認められているが
		テノキシカム	チルコチルなど			
		アンピロキシカム	フルカム			
		メロキシカム	モービック			
		オキサプロジン	アルボなど			
		フェンブフェン	ナパノール			
	酸性系非ステロイド抗炎症剤（その他）	メフェナム酸	ポンタールなど	アレルギーが多い		
		モフェゾラク	ジソペイン			
		インドメタシン・ファルネシル	インフリー			
	塩基性鎮痛剤	エピリゾール	メブロンなど	抗炎症作用弱く、鎮痛作用も弱い。酸性系非ステロイド抗炎症剤の減量には、アセトアミノフェンが最適		
		サリチルアミド	種々			
DMARDs（疾患修飾性抗リウマチ剤）	ペニシラミンおよびその類似物質	ペニシラミン	メタルカプターゼ	二次選択薬として一応適応は認められているが、重い害（副作用）が多い		
		アクタリット	オークル、モーバー	日本だけのローカルドラッグ		
		ロベンザリット2ナトリウム	カルフェニール			
	金製剤	金チオリンゴ酸ナトリウム	シオゾール（注射）	害（副作用）が多い		
		オーラノフィン	リドーラ、リザスト、グレリース	効果弱く、下痢など副作用多い		

危険・無効・不要

分類		一般名	商品名	コメント	痛風	リウマチ
免疫・炎症反応抑制剤	抗腫瘍壊死因子製剤	インフリキシマブ	レミケード（静脈注射）	結核など感染症や発がんの危険あり。同効薬剤のエタネルセプトより効果が劣る。メトトレキサートとの併用が必要		一応リウマチに適応が認められているが
	狭義の免疫抑制剤	ミゾリビン	ブレディニン	強力な免疫抑制剤（抗がん剤類似）で、重い感染症・発がんの危険性あり。メトトレキサート無効例には、これらもおおむね無効。長期の安全性は不明		
		レフルノミド	アラバ			
		タクロリムス	プログラフ			
		アザチオプリン	アザニン、アザチオプリン、イムラン	強力な免疫抑制剤（もとは抗がん剤）。そのほか上記に同じ。海外では使用されているが、日本で適応は認められていない	✕	✕
		シクロホスファミド	エンドキサン、シクロホスファミド			
痛風用	発作予防用	ベンズブロマロン	ユリノーム、ムイロジン、ウロリープ、ガウトマロン、キランガ、トレビアノーム、ナーカリシン、ブロマノーム、ベンズマロン、ラウナンス	痛風発作を悪化させる。発作時は禁忌。重症肝障害が多い。使わないのが賢明。食事、水などで予防を	✕	✕

❻ 有効な薬がない・少ない

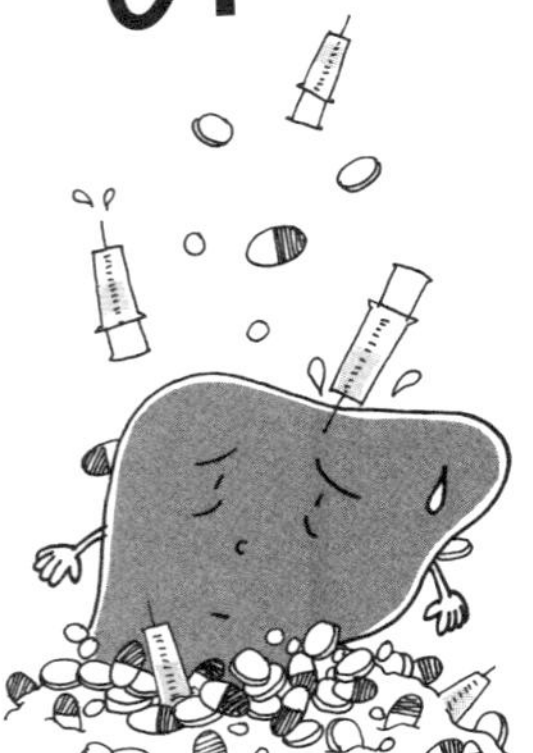

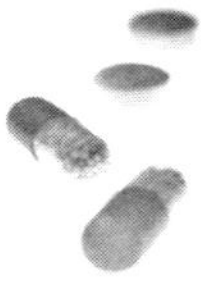

肝臓の薬

効き目が確かでない薬が多い

人の体の中で、大きさでも働きのうえでももっとも重要な臓器は肝臓です。二〇〇二年現在、肝臓病による死亡者は年間五・六万人。六〇歳代の男性では、がん全体に続いて死因の二位になるほど。

内訳は肝がん三・五万人、肝硬変一・六万人、急性劇症肝炎五〇〇〇人。肝硬変や肝がんの約八割はC型肝炎によるものです。

血液製剤フィブリノゲンによる薬害C型肝炎が問題になっていますが、過剰な輸血、あるいは予防接種や医療機関での針の使いまわしなどで、大規模な薬害肝炎は以前から起きていました。ウイルス肝炎とその後の慢性肝炎、肝硬変、肝がんの大部分が「薬害」そのものです。肝硬変や肝がんの原因は慢性肝炎が持続すること。その大部分がC型肝炎、次いでB型肝炎、ウイルス以外はアルコールが最大の原因。一部、薬剤性の劇症肝炎もあります。

肝臓病の治療でよいことは、①体への害が許容できる範囲の抗ウイルス剤を用いる、②肝炎ウイルスに対する免疫をつけ、汚染されたら四八時間以内に抗体を注射する、③アルコールなどの肝臓毒を避ける（睡眠剤や安定剤もアルコール類似物質）、④免疫力を落とす原因（薬剤など含め）を避ける、⑤免疫力を高めるため栄養や生活リズムを整え適度な運動をし、睡眠時間を十分にとる、⑥自己免疫性の肝炎にかぎりステロイド剤が有効、です。

抗ウイルス剤

抗ウイルス療法の中心といえるインターフェロン（注射・ＩＦＮ）はさまざまなタイプがあり、主にαとβが肝炎に使われます。αが一般的ですが、αの中にも種々タイプ（サブタイプ）があります。ＩＦＮαには、天然型と、遺伝子操作でサブタイプの一つを製剤にしたα-２ａ、α-２ｂ、さらに種々のサブタイプを人工的に組み合わせたコンセンサス・インターフェロンがあります。ウイルスの型や多さと選ぶべきＩＦＮの種類を一四一ページに示します。

ＩＦＮを単独で使用する方法のほか、Ｃ型慢性肝炎にＩＦＮα－２ｂ製剤と併用で使うリバビリンが二〇〇一年に発売されました。初回にＩＦＮ単独使用で無効だった場合や、初回でもウイルス量が多い場合に「イントロンＡ」、あるいは「ペグイントロン」とリバビリンが併用で使えます。どちらのＩＦＮ製剤でも効果の面ではほとんど差はありませんが、いずれにしても貧血が起きることが多く、四八週間の臨床試験では、七割前後が休薬、減量、中止を要し、最終的には二〇％以上が使用を継続できませんでした。相当な覚悟が必要です。これが終了できれば、単独のＩＦＮでは数％しか効果がないウイルス量の多いＣ型肝炎でも、二四週間使用で二〇％程度、四八週間使用で四〇％以上、ウイルスの陰性化が持続することが証明されました。

Ｂ型肝炎予防と治療

Ｂ型肝炎ウイルスの表面たんぱく質（ＨＢｓ抗原）に対する抗体があれば完全に感染を防止できます。また、ＨＢｓ抗原を注射するとワクチンとして働いてくれます。抗体がＨＢＩＧ、抗原がＨＢワクチンです。優秀な薬剤です。現在、Ｂ型肝炎に対するＩＦＮの効果は疑問になってきました。長期比較試験で、ＩＦＮをしない人のほうが予後がよかったほどでした。

また抗ウイルス剤ラミブジンは、もともと抗ＨＩＶ（エイズウイルス）剤として開発された薬剤で

推奨できるインターフェロン

一般名	商品名	慢性肝炎に対する適応	
		C型	B型
インターフェロンアルファ-2b	イントロンA	ウイルス量が少ない例、ウイルス量はやや多いが2群ウイルス(*1)	あり
インターフェロンアルファ-2b(十リバビリン)	イントロンA(十レベトール)	ウイルス量が多い例(*2)	なし
ペグインターフェロンアルファ-2b(十リバビリン)	ペグイントロン(十レベトール)	ウイルス量が多い例(*2)	なし

(*1)ウイルス少ない:PCR法(合成酵素連鎖反応法)で100IU/ml未満
　　ウイルス多い:同100IU/ml以上
(*2)インターフェロンアルファ-2b十リバビリンは、ウイルス量が非常に多い例にも用いられるが、24週間使用での効果は非常に少ない

推奨できないインターフェロン

一般名	商品名	慢性肝炎に対する適応	
		C型	B型
インターフェロンアルファコン-1	アドバフェロン	効果/価格比がやや劣るが下記よりまし。適応はイントロンAに同じ	なし
インターフェロンアルファ	スミフェロン、IFNαモチダ、オーアイエフ	効果/価格比低い	あり
インターフェロンアルファ-2a	ロフェロンA、キャンフェロンA	効果/価格比著しく低い	あり
ペグインターフェロンアルファ-2a	ペガシス	効果/価格比低い	なし
インターフェロンベータ	フェロン、IFNβモチダ	効果/価格比著しく低い	あり

す。進行性でウイルスの増殖が激しく、強い活動性肝炎が持続するB型肝炎に、ウイルス増殖を鎮静化させるために用いることが承認されています。しかし、セロコンバージョンする時期（注）などにも安易に用いられ、使用すると中止困難となり、継続二年以降はウイルスが変異しラミブジンに耐性を獲得する例が増えてきました。このラミブジン耐性用に開発されたのが、二〇〇四年末に承認、販売されたアデホビルピボキシルです。ラミブジンと併用で効果が確認されましたが、ラミブジン同様、中止でウイルス量が多くなるため中止困難となり、また耐性が出てくることになりかねません。ラミブジンは、ウイルス量が多く、活動性と進行が激しい場合にかぎって用いるべきです。

ほかは無効か危険

肝臓の働きはたいへん複雑です。肝臓はエネルギーの元になるブドウ糖の状態を調整し、体の成分になるたんぱく質や脂肪をつくります。また体の機能を調節する酵素をつくり出し、毒物や薬物を解毒して体内にできた不要な成分を解毒します。いわば食品工場や貯蔵庫、製造工場、各種の廃物処理場をすべて備えた大工業地のような働きをしています。そのそれぞれの働きすべてをよくするなど、とても「不遜なこと」と思えます。

「強肝剤」などと称して販売されていた、たとえば「アスパラ」や「グロンサン」は、解毒の際に働きますが、外から与えても「異物」となるだけで解毒の助けにはなりません。「ウルソサン」は慢性肝炎に使われますが無効です。小柴胡湯なども慢性肝炎に使われますが有効の証拠はなく、間質性肺炎など重大な害が心配にもなります。「チオラ」は重篤な肝毒性報告があります。

強力ネオミノファーゲンシーは日本だけのローカルドラッグで、弱いステロイド作用があるため、炎症反応は弱まり確かに肝機能の数値は下がりますが、ウイルスをやっつけているわけではないのでウイルスが増加する危険性もあります。また電解質コルチコイド作用があるため、高血圧になりやすくカリウムも下がりやすいので降圧剤を処方されている人も少なくありません。弱った肝臓にさらに負担を強いることになるのです。

（注）Ｂ型肝炎ウイルスキャリアがＨＢｅ抗原陽性から陰性に、ＨＢｅ抗体陰性から陽性に変化すること。この時期、多くは急性肝炎を発症する。

必要

分類	一般名	商品名	コメント
ワクチン	A型肝炎ワクチン	エイムゲン、乾燥A型肝炎ワクチン	A型肝炎流行地へ旅行時の予防に有効
	抗HBs人免疫グロブリン（HBIG）	乾燥HBグロブリン、抗HBs人免疫グロブリン、ヘパトセーラ、ヘブスブリン	B型肝炎血液汚染事故時の感染予防、母子感染予防にワクチンと併用
	B型肝炎ワクチン	ビームゲン、沈降B型肝炎ワクチン「明乳」	B型肝炎感染予防（母子感染防止にはHBIGと併用で）
インターフェロン	インターフェロン	各種	141ページ参照
抗ウイルス剤	リバビリン	レベトール	C型慢性肝炎のウイルス量が多い場合や再発、インターフェロン単独無効例などにイントロンA、ペグイントロンとの併用で
ホルモン剤	ステロイド剤	各種	自己免疫性肝炎にのみ有効

慢性肝炎には無効の薬剤

一般名	商品名
合剤	プロヘパール錠
グルタチオン	アギフトールS、アトモラン、グルタイド、タチオンなど
メチルメチオニンスルホニウムクロリド	キャベジンUコーワ、ウルチオU、チオスペン
肝臓加水分解物	レバイデン、ゴスペール・レバー、レナルチンなど
ジクロロ酢酸ジイソプロピルアミン	リバオール
プロトポルフィリン2ナトリウム	プロルモン、ツヨカ、パンパールなど
アデノシン3リン酸2ナトリウム	アデホス、ATP、トリノシンなど
ポリエンホスファチジルコリン	EPLカプセル、アエレックス、プロビーン

不要

分類	一般名	商品名	コメント
胆汁酸製剤	ウルソデオキシコール酸	ウルソ、ウルソサン、ウルデナシンなど	胆汁排泄剤。慢性肝炎には無効。閉塞性黄疸には禁忌
グリチルリチン含有製剤	強力ネオミノファーゲンシー（代表名として）	強力ネオミノファーゲンシー、アスファーゲン、グリベルチンなど	ステロイド剤様の作用あり。GOTやGPTは確実に低下するが、中止で反跳あり。高血圧や低カリウム血症を起こしやすい。長期には無効
	グリチルリチン	グリチロン錠、ポリリチンN、リコチオンなど	甘草の主成分。上記ほどではないが同様の傾向あり。長期には無効
臓器抽出製剤	ヒト胎盤抽出物	ラエンネック	無効。胎盤エキスとして高価格自費診療が横行
	肝臓エキス・フラビンアデニンジヌクレオチド	アデラビン9号、アスルダム、リバレスなど（注射）	肝臓抽出製剤、慢性肝炎には無効
その他	プロパゲルマニウム	セロシオン	ゲルマニウム剤、免疫不活剤。無効
	チオプロニン	チオラ	無効。重篤な肝毒性の報告あり
漢方製剤	小柴胡湯	——	漢方製剤。無効。間質性肺炎の害あり、特にインターフェロンとの併用は禁忌
	大柴胡湯去大黄	——	

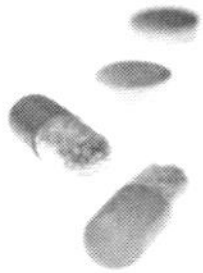

認知症用薬剤

とにかく「効かない」

認知症とは、主に物事を認知することと、記憶、特に短期の記憶が障害され、それまでできていた社会生活上の適切な判断や言動が難しくなり、ひどくなると妄想や幻覚などの症状が出るようになる病気です。しかも、それが徐々に進行するのが特徴で、短期的、一時的にそのような状態になるのは「せん妄」と呼ばれ区別が必要です。記憶の障害、適切な判断が困難になることはその人の社会生活を困難にし、幻覚や興奮、徘徊などの行動や精神症状は、本人に及ぶ危険に加えて介護するものにとっても危険となります。また、「生の質」（ＱＯＬ：Ｑｕａｌｉｔｙ ｏｆ Ｌｉｆｅ）の低下につながる重大な原因となります。こうした状態を改善できないかと、種々の薬剤が試みられてきました。

全種類効かない？

脳梗塞や脳出血の後遺症に用いられてきた脳循環代謝改善剤は、「脳卒中後のしびれや意欲の改善

など に効く」として、一九八〇年代に続々と開発されました。その種類は一九九八年春には三七種類にまでなりましたが、九八年五月に四種類、その後計三一種類が取り消され、現在認められているのはわずか六種類だけになってしまいました。その六種類も英国、米国、オーストラリアでは認められていません。なくても医療は成り立つということです。

この種の「薬」で多かったのが、脳の血管を広げる作用をするもの。しかし、脳梗塞で詰まった血管の再開通は難しく、健康な血管だけが広がって、詰まった部分は改善できず、逆に血液が欠乏します。

次に、脳神経の興奮を適度に調整して、脳の働きをよくしようとするもの。ところが、ダメージを受けた神経の働きは鈍いが過敏ぎみなので、害反応も起きやすくなります。鈍った働きを刺激すると興奮しすぎ、興奮を鎮めようとすると抑制されすぎます。新薬としての開発途中で害作用がはっきりして開発中止となったものもあります。この物質は脳を興奮させるとともに行動も活発になり、心筋梗塞などの心臓病で二人が死亡しました。しかも認知や記憶のレベルは改善しませんでした。それもそのはずで、この物質は覚醒剤として有名なアンフェタミンの作用にそっくりだったのです。

脳循環代謝改善剤は、一般にはいわゆる「抗痴呆薬」として大いに期待され売れました。信じてきた薬が効かないとわかったときの患者さんや家族の驚きは大きかったことでしょう。さらにこれら薬とはいえないような物質に、承認から取り消しまでの十数年間で一兆数千億円の薬剤費が使われてきたのです。これは膨大な無駄遣いですし、副作用の被害にあった人もいたはずです。

アルツハイマー型認知症に対し承認されたコリンエステラーゼ阻害剤は、日本で開発されたこともあり、日本では唯一ドネペジル（商品名「アリセプト」）が用いられています。認知や記憶をつかさどる神経の働きに不可欠なアセチルコリン（副交感神経を刺激する物質）を分解するコリンエステラーゼを阻害する薬として開発されました。認知症の人と家族が危険にさらされかねない症状に徘徊や妄想、幻覚、興奮状態がありますが、これらの症状がひどくなれば施設入所はやむをえなくなります。英国で実施された約二年間の大規模長期臨床試験で、ドネペジルは認知や記憶をわずかに改善したが、施設入所率などは改善しなかったという報告が最近出されました。一年から二年くらい症状の改善は続いたのですが、これがどれほどのメリットになるのか。臨床試験のまとめには「ドネペジルはコストに見合うメリットはなく、コリンエステラーゼ阻害剤より有効な薬剤が必要」との結論が出されています。二〇〇六年三月に判明した脳血管性の認知症患者を対象にした比較試験では、プラシーボ（偽薬）群三二六人中誰も死亡しませんでしたが、アリセプト群六四八人中一一人が死亡しました。

そのうえ、吐き気や下痢をはじめ、副交感神経にともなうさまざまな副作用があります。胃潰瘍や喘息、脈の遅い人、パーキンソン病やその傾向のある人は、その症状が悪化するので服用しないほうがよいでしょう。脳卒中後もアルツハイマー型認知症も脳血管性の場合も、家族や仲間とのよい関係をつくることが、患者の意欲を引き出し、ひどい症状を起こさないためにもっともよい方法なのです。

ほかの薬剤も要注意

認知症用薬剤以外では、徘徊を主とした行動障害に、ある種の統合失調症用薬剤（チオリダジン）が、老年精神病の「不安・焦燥・興奮・多動」に対して承認されていますが、一般に抗精神病剤は、認知症にともなう精神症状や行動障害には承認されていません。日本だけでなく諸外国でもよく使われていますが、米国では使われ方のあまりのひどさに、ようやく規制されるようになりました。

幻覚や異常興奮など、統合失調症に見られるような急性の精神病様の症状に対して、統合失調症用の新薬が、ある種の副作用が少ないことからよく使われています。しかし、二〇〇二年一〇月、カナダ政府との協議でメーカー（ヤンセン―オーソ）は、「リスペリドンを老年認知症に使用するときは脳卒中の危険が高いことを医師は認識し、患者・家族に伝えることが必要」という警告を発し、その後、米国、英国でも脳卒中に関する警告が出されました。

二〇〇四年三月の英国政府の分析結果では、リスペリドンは、プラシーボ群に比較して脳卒中の危険が三倍超高まる、年間六人に一人が余分に脳血管障害が生じると計算されました。英国のガイドラインでは、急性精神病のような興奮状態に緊急避難的に抗精神病剤を使用することまでは否定していませんが、それでも脳卒中の既往歴や危険因子を十分考慮すべき、少なくとも徘徊などの行動に対する使用は利益より害が上回るので、使用中の人も見直すよう勧告しています。

日本ではまったく規制されていませんが、認知症の家族、治療にあたっている医師は、英国のガイドラインを参考に、適切に対処すべきと考えます。さらに認知症治療で大切なのは、ほかの薬剤の見直しです。せん妄や徐々に「認知症様症状」をひき起こす原因になっているので注意が必要です。

危険

分類	適応症	一般名	商品名	効果・安全性
抗パーキンソン剤	後遺症状（意欲）	アマンタジン	シンメトレル、アテネジン、グランザート、シキタン、トーファルミンなど	無効・危険（興奮、幻覚などを起こしやすい）
脳循環代謝改善剤		ニセルゴリン	サアミオン、ウインクルN、サルモシン、セルファミンN、セレイドSなど	無効（有効との根拠がない）
	後遺症状（めまい）	イフェンプロジル	アポノール、セロクラール、イブロノール、エンセロン、セリミックなど	
		イブジラスト	ケタス、ピトナス	
漢方	後遺症状（諸症）	真武湯	ブクリョウ、シャクヤク、ソウジュツ、ショウキョウ、修治ブシ末など	
脳保護剤	急性期（梗塞）	エダラボン	ラジカット	腎不全死亡多発、有効との根拠もない
認知症にともなう精神病反応に承認され、用いられているが危険				
脳循環代謝改善剤	精神病反応	チアプリド	グラマリール、クックール、グリノラート、チアプリムなど	危険
抗精神病薬		チオリダジン	メレリル	
睡眠・鎮静薬		ベゲタミン錠-A, B	ベゲタミンA錠、B錠	危険／無用
認知症にともなう急性精神病反応に未承認で用いられているが、危険（よほど症状に危険がある場合以外は不適切）				
抗精神病薬	精神病反応	リスペリドン	リスパダール	脳卒中を起こしやすい（3倍になる）
		オランザピン	ジプレキサ	脳卒中を起こしやすいと推測される
		ハロペリドール	セレネース、ケセラン、コスミナール、ヘルパロールなど	危険

価格に見合う価値は疑問???

分類	適応症	一般名	商品名	効果・安全性
アルツハイマー型認知症用剤	アルツハイマー型認知症	ドネペジル	アリセプト	認知能を60点満点で1点改善する程度が2年持続。施設入所必要率、病気の進行変わらず

せん妄／認知症様症状を起こす薬剤

分類	一般名など	商品名
アルコール類似物質	アルコール	
	抗不安剤	**デパス**など
	睡眠剤	**レンドルミン**、**ハルシオン**など
抗うつ剤	SSRI	パキシルなど
	三環系	トフラニールなど
抗精神病剤	従来型	セレネースなど
	非定型	リスパダールなど
胃腸薬	**H2ブロッカー**	**ガスター**、**ザンタック**など
	鎮痙剤	アトロピン、ロートエキスなど
抗パーキンソン剤*	アマンタジン	シンメトレル
	レボドパ（合剤も）	メネシットなど
	ブロモクリプチン	パーロデルなど
ステロイド	副腎皮質ホルモン	プレドニン、リンデロンなど
オピオイド	モルヒネ	MSコンチンなど
抗生物質	カルバペネム	チエナムなど
抗ウイルス剤	抗ヘルペスウイルス剤	ゾビラックスなど
	抗インフルエンザウイルス剤／**オセルタミビル**	**タミフル**
インターフェロン	インターフェロン	スミフェロン、イントロンA、アドバフェロン、ペガシスなど
抗がん剤	各種	種々

太字は特に要注意　*パーキンソン病用の薬剤はどの種類も要注意

7 すばらしい薬だけれど……

ステロイド剤

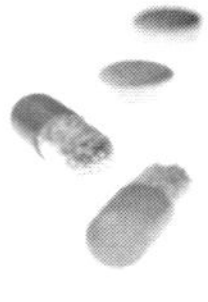

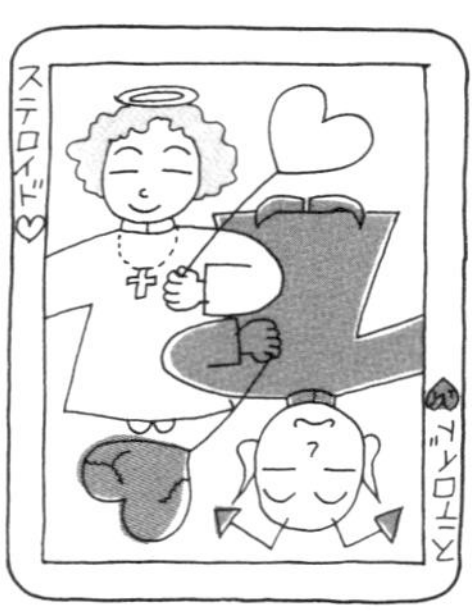

ジキルとハイド

「ステロール」と「オイド＝似たもの」の合成語である「ステロイド」とは「ステロールに似たもの」。

その代表が、コレステロールから合成される五種類の重要なホルモン――二種類の女性ホルモン（エストロゲン、プロゲステロン）と男性ホルモン（アンドロゲン）、電解質ステロイドと糖質コルチコイド（糖質ステロイド）です。ステロイド剤、とだけいう場合は副腎皮質ホルモン剤、すなわち糖質コルチコイドを指します。ステロイド剤は炎症を抑える作用が強力で、この薬がなければ命が救えない人がいる必須薬です。なかでももっとも即効性のあるヒドロコルチゾンは必須薬中の必須薬です。

放置すれば確実に死亡するほどの重症アナフィラキシーでも、アドレナリンとステロイド剤を適切に使用すれば救命することができます。アナフィラキシーとは、多くの人には影響のない量のある物質が原因で、特定の人に起きる非常に強い身体反応をいいます。喉頭部（声帯のある部分）が腫れて狭くなって息ができなくなり、血圧が下がってショック状態となり、場合によっては死亡します。原因物質としては医薬品がもっとも多く、ソバアレルギーや蜂に刺されて起こす人もいます。重症例は、原因物質が体内に入って一～二分後から数分後には反応が起き、ただちにアドレナリンの注射が必要となります。二～三時間後に起きる強い反応を防止するため、同時にステロイド剤が必要です。

ステロイド剤が必要となるもう一つの病気は重症の喘息。喘息は本来慢性の病気ですが、急性の重い喘息発作はアナフィラキシーの症状とよく似ています。酸素と気管支を広げるベータアドレナリン作動剤、それにステロイド剤が必須です。吸入のステロイド剤も喘息治療と予防に欠かせません。

慢性の炎症反応にもステロイド剤は効果を発揮します。熱をもち赤く腫れ上がって痛んでいる関節が、ステロイド剤を使うと赤みが消え、腫れや熱も引き、痛みも治まってきます。リウマチや腎臓病の一種ネフローゼなど、慢性の炎症を起こす難病で苦しんでいた人が、ステロイド剤でひと息つけるようにもなります。

多様なステロイド剤の害

しかしステロイド剤は、都合のよい面だけで評価してはいけない薬剤の典型です。ステロイド剤を使用する目的は「炎症を抑えること」ただ一つなのですが、害は体のあらゆる部位に広く及びます。「ジキルとハイド」のような薬剤の筆頭といえます。

ステロイドの複雑な働きをひと言でいうと、アドレナリンに次ぐ二番手として、命の根源を支えているホルモン、です。血圧を維持し、飢餓、けが、感染などの危機に際して、白血球や生命活動に必要な栄養分（ブドウ糖）やたんぱく、脂肪を動員（代謝）し、免疫系や内分泌、循環器、骨格筋、精神神経系にも働いて危機から脱しようとします。危機を脱するためには血圧だけでなく、栄養、エネルギー、感染への防御、免疫、精神もしっかりしていなければなりません。そうした生命維持という目的に合うように、あらゆる体の活動全体を「調節」する重要な働きをしています。

作用の複雑さは、過剰なステロイドは感染を悪化させるのに、感染に打ち勝つためにもステロイドが必須だという、感染に対するステロイドの二重の働きをみてもわかります。炎症局所では、ステロイドの血管収縮作用と、プロスタグランジン（生理活性物質）の血管拡張作用がバランスをとっているため、生理的必要量のステロイドは自然の炎症反応を邪魔しません。ですから、自前のステロイドホルモンが少ない人は不足している分にかぎって補えばよいのです。ところが、薬剤として不足する量を大量に超えて使用されたステロイドは、この微妙なバランスを崩します。血管が収縮しすぎ、免疫系が抑えられ、全体として感染に対して闘う力が弱まり、感染が重症化しやすくなり、ほかの害も出やすくなります。ステロイド剤による重い害、死亡につながる害のトップは感染症です。次いで胃潰瘍や十二指腸潰瘍による出血、穿孔。

私が鑑定意見書を書いた例で、ステロイド剤大量使用一〜二年後に大腿骨頭（足の付け根の部分）が壊死を起こし、人工骨頭に入れ換える手術が必要になった女性と男性がいます。中国でSARS(重症急性呼吸器症候群）にかかり退院できた人の半数が大腿骨頭壊死を起こしたと新聞で報道されましたが、これもステロイド大量療法のためです。白内障や緑内障も起こり、不安、うつ、躁うつ病、統合失調症などあらゆるタイプの精神障害が起こります。

軽い副作用としては顔が丸くなる、足は細いが肩や腹まわりが太る、にきび、皮膚が薄く出血しやすい、興奮気味あるいは不眠になる、食欲旺盛、糖尿病が出たり悪化したり、手足のむくみ、月経不順、白血球やコレステロールが増え、血圧や眼圧が上がる、骨がもろくなるなどがあります。

吸入ステロイド剤でも「フルタイド」は危険

吸入ステロイド剤としてベクロメタゾンを常用量の範囲で使用するかぎり成長阻害や重い害は心配ありませんが、フルチカゾン（商品名「フルタイド」）はよく吸収され、体内に長時間残留するため、内服剤並みに副腎抑制を起こし、最悪の場合、副腎不全のためショックに陥る危険性があります。成長障害も心配されます。

ステロイド剤は、必要なときに適量を短期間使用するかぎりは、防御力は温存され害はあまりありません。しかし長期間の使用で自分の副腎が働かない期間が長引いたときに急にステロイド剤を中止すると、特有の離脱症状が出ます。二〜三日後に血圧が下がってショック状態となり、その後発熱します。一週間から一カ月くらいでリウマチのような関節炎などいろいろな症状があらわれるので、「偽リウマチ」という病名がつけられているほどです。

パルス療法は受けないで

もう一つ注意が必要なのはコハク酸メチルプレドニゾロン（商品名「ソル・メドロール」）です。普通量のステロイド剤が効かないときに大量使用するパルス療法に用いられます。自己免疫疾患、喘息や神経難病、脊髄損傷などたくさんの病気に用いられていますし、ＳＡＲＳのような感染症にも用いられましたが、効果と安全性は証明されていません。というよりも、どちらかといえば害のほうが大きいとの評価が定まりつつあります。勧められても使用しないほうが賢明です。

医薬ビジランスセンター（薬のチェック）の評価では、従来、唯一十分な根拠があると見られていた多発性硬化症という神経の病気に対するパルス療法でさえ根拠が薄弱であることが判明しました。短期には効果がありそうでしたが、一年以上の長期にわたる効果で見ると、逆転する可能性すら疑われたのです。結局、現在のところ、効果はまったく期待できないという結論になりました。

必要

分類	一般名	商品名	コメント
注射剤	ヒドロコルチゾン	〔注射〕ハイドロコートン、ソル・コーテフなど	アナフィラキシー、重症喘息には救命的。本文参照
経口、注射剤	プレドニゾロン	プレドニゾロン、プレドニン、プレドハン、プレロン	経口、注射用ステロイド剤中、もっとも標準的薬剤
局所用製剤	プロピオン酸ベクロメタゾン	〔吸入剤〕アルデシン、ベコタイド、タウナス、ベクラゾン、キュバール	吸入用ステロイド剤のうちもっとも安全な標準薬

危険

分類	一般名	商品名	コメント
パルス治療用製剤	コハク酸メチルプレドニゾロン（125mg 500mg 1000mg 製剤）	ソル・メドロール、ソル・メルコート、デカコート、プリドール	125mg以上の製剤は、いずれもステロイドパルス療法を意図したもので危険。一時軽快したように見えても、その後に感染症などが悪化し、総合的判定で利益が得られた疾患はない。神経疾患（多発性硬化症）も、医療ビジランスセンター（薬のチェック）の判定では「価値なし」であった
局所用製剤	プロピオン酸フルチカゾン	〔吸入剤〕フルタイド〔点鼻液〕フルナーゼ	脂溶性が高く、血中濃度の半減期が長いため、血中濃度の上昇が持続し、副腎抑制を起こしやすいので危険。ただし、変更や中止は必ず医師に相談してからにすること。急に止めることも危険

ほかにベタメタゾン（リネステロン、リンデロン、ベタメサゾン、ハイコートなど）、デキサメタゾン（コルソン、デカドロン、デキサメサゾンE、デキサメなど）などがあるが、効果持続時間が長い（36時間以上）ため、隔日使用でも副腎が抑制されやすい。

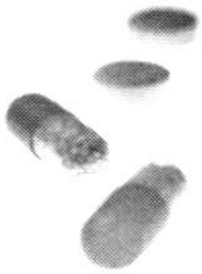

抗生物質

大事なときだけ使う！

細菌やウイルスなどのさまざまな微生物と私たちは一緒に生活しています。微生物は体の中にも外にもいます。大腸内には病原菌も含めて一〇〇種類以上もの菌が一〇〇兆個もいて、大便の重量の三分の一を占めているほどなのです。

一方、体にはさまざまな防御機能があり、菌の侵入を防いで菌による感染を防止しています。皮膚表面の角質は菌の侵入を防ぐ防御壁ですし、鼻粘膜や胃の粘液は細菌やウイルスが侵入するのを防ぎます。

強い酸性の胃酸は外から浸入した細菌やウイルスを殺します。腸には病原菌の繁殖を抑える役立つ菌がたくさんおり、血管内に侵入した菌は白血球で防御します。

それら体内にある菌相互のバランスや、菌と人の防御機能のバランスが崩れたとき、人は感染し病気になるのです。

適切な使用方法とは？

抗生物質は、菌による感染を防止し、病気の原因となる菌をやっつけてくれます。抗生物質の誕生によって、肺炎も結核も不治の病ではなくなりました。

しかし、抗生物質は万能ではありません。一番の問題は、病気の原因になっている菌だけでなく、無害で病原菌を抑える役目をしている菌も殺してしまうこと。抗生物質は、病気の原因になっている菌だけに効き、他の菌を抑えないものを使うことが大切です。ウイルスが原因のかぜやインフルエンザに抗生物質は不要ですし、連鎖球菌による扁桃炎治療には、たくさんの菌を殺すセフェム系よりも、原因菌だけを殺す効き方の「狭い」ペニシリン系が適切なのです。

病気の原因菌がわからず、念のためにとどの菌も抑える強力な抗生物質を使うと、有益で無害な菌も死滅させ、ほとんどの抗生物質に耐性があるやっかいな菌だけを残すことになります。ふだんおとなしい菌が繁殖し、抗生物質が効かない「耐性菌」も生まれます。本来、菌をやっつけるための抗生物質が、体内の菌のバランスを崩し、病気を引き起こしてしまう典型です。

耐性菌の代表格ともいえるＭＲＳＡ（メチシリン耐性黄色ブドウ球菌）やＭＤＲＰ（多剤耐性緑膿菌）など、多剤耐性菌による院内感染の発生はあとを絶ちません。五％前後の院内感染が起きるとされていますが、それが病院の現実です。院内感染予防の不徹底や、安易な抗生物質の使用が、院内感染を起こしているのです。

腹部手術後二日目に発熱と下痢、四日目に敗血症性ショックを起こし、その数日後に死亡した男性がいます。手術終了後から、連日抗生物質が使用されたため、耐性菌MRSAによる敗血症を起こしたのです。手術時の切開創から菌は侵入し、全身をめぐります。抗生物質がまったくない状態なら二時間ほどあとから菌の増殖ははじまり、四時間経つと抗生物質が効きにくくなります。手術において一番いいのは、手術直前に抗生物質を点滴して手術中に血中濃度が一番高くなるようにしておくことです。侵入したわずかな菌はすぐ死滅し感染しにくいのです。

三時間以内の手術なら、手術前に使用する一回の抗生物質だけでよいのです。これは、世界で標準的な使用方法です。日本では、二〇〇一年一〇月に日本感染症学会と日本化学療法学会が作成した『抗菌薬使用の手引き』に、手術直前に使う必要性や、三時間以上の手術なら追加使用が必要なことが、ようやく盛り込まれました。しかし手術直前使用は適応症にないため、保険で使えないと思っている医師も多いので、手術の際は、医師に手術前の抗生物質の使用を確認しましょう。

抗生物質の害は?

耐性菌出現のほか、抗生物質での重大な害の第一は、注射や内服後、ショックを起こしてあっという間に死亡することもあるアナフィラキシー・ショック。ペニシリン系やセフェム系に比較的多い害です。数分から三〇分以内にじんましんや呼吸困難が起きます。抗生物質にアレルギーはつきもので、薬疹などは一〇〇人中一~二人、ショックは一万人に一人程度起きます。特にセフェム系の内服薬セファクロル（商品名「ケフラール」など）は二〇〇〇人に一人程度にショックが起こり、他のセフェム剤に比べると一〇倍も重症アレルギーが多いので、使わないのが賢明です。

一方、ペニシリンやセフェム以外の抗生物質の害はどうでしょうか。これらは細菌が自ら生存・増殖するのに必要なたんぱく質や核酸（DNA、RNA）をつくるのを妨げ効果を発揮するため、菌の抑制に必要な量で人の細胞にも影響するため、アレルギー以外の副作用が比較的出やすくなります。抗生物質の種類によって異なりますが、結核に使うストレプトマイシンは長期に使うと難聴に、クロラムフェニコールは血液成分が極端に減る重い害のために、いまはほとんど使われません。

テトラサイクリン系は八歳以下の子どもに使うと、歯が黄色く着色したり、エナメル質形成不全などを起こします。めまいを起こしやすくするものもあります。かぜに不要なのによく処方されるキノロン系は、解熱鎮痛剤と併用でけいれんを起こすことがあります。

また、抗生物質で起きる重い皮膚病が、中毒性表皮壊死症（TEN）とスティーブンス・ジョンソン症候群（SJS）です。最初の症状は紅斑や発熱、発疹。加えて咽頭痛や喉頭の違和感などを感じたら、すぐに受診しましょう。

ペニシリンなどショックを起こしやすい抗生物質の過敏さを判定する皮内テストは、抗生物質による害を予防する手段として非常に有用です。抗生物質の注射を受ける際は、必ず皮内テストを受けましょう。医療機関側が面倒で実施せず、万一のことが生じた場合は、明らかな医療ミスといえます。

ところが、二〇〇四年一〇月からは添付文書上でも皮内テストの義務づけがなくなりました。その代わり、注射後の観察義務が強化されましたので、十分な観察を怠り、死亡事故が起きた場合は、やはり医療ミスの可能性が高いというべきでしょう。

抗生物質は肺炎、尿路感染、敗血症の治療などには欠かせません。その際に起きる軽い副作用は我慢できますが、使う意味もないのに害だけが出ては、軽いものでも問題です。不要なときは使わない。必要なときは異常に増えている菌だけを抑える効き方の「狭い」抗生物質を使う。十分に菌を制圧したら早く切り上げる。これが耐性菌をはびこらせず、不必要な害反応にあわないために大切なことです。

また、ペニシリン系やセフェム系に似た抗生物質に、カルバペネム系の抗生物質があります。これは効果も強力ですが、神経系の害があるのが特徴的です。けいれんが生じたり、せん妄状態になることがあるので要注意です。また、二〇〇五年末に警告された経口抗生物質（「フロモックス」や「メイアクト」など）による低血糖症は、幼児ほど起こしやすいので、これにも注意が必要です。

必要

分類	一般名	商品名	コメント
ペニシリン剤	ベンジルペニシリンベンザチン	バイシリンG	経口狭域ペニシリンの基本
	フェネチシリンカリウム	シンセペン	
	アモキシシリン	アモリン、サワシリン、パセトシン、ワイドシリン、アモセパセン、セオキシリンなど	中域ペニシリン経口剤の代表
	ベンジルペニシリンカリウム	ペニシリンGカリウム	狭域ペニシリン注射剤の基本
	アンピシリン	ソルシリン、ビクシリン、アミペニックス	中域ペニシリン注射剤の代表
セフェム剤	セファレキシン	ケフレックス、シンクル、センセファリン、セフロング、ラリキシンなど	黄色ブドウ球菌用、尿路感染にも第一選択
	セファゾリン	セファメジン、オーツカCEZ注-MC、エフニコールなど	注射剤セフェムの代表、手術直前使用のためにも基本的抗生物質
	セフトリアキソン	ロセフィン、セフィローム、セフキソン、セロニードなど	ヘモフィルス菌など重症感染用、1日1回使用で有効。ただし薬剤性の胆石をつくる
マクロライド剤	エリスロマイシン	エリスロマイシン	ペニシリン、セフェム剤過敏症者に第一選択。マイコプラズマなどにも有効
	クラリスロマイシン	クラリシッド、クラリス	長時間作用型のマクロライド。胃潰瘍の原因菌(ピロリ菌)にアモキシシリンなどと併用
テトラサイクリン剤	ドキシサイクリン	ビブラマイシン、パルドマイシン、ピペラマイシン、ラセナマイシン	テトラサイクリン系でもっとも安価で有効。ただし、8歳以下の小児には、歯が永久に着色するため使用は禁止

ほぼ不要

分類	一般名	商品名	コメント
ニューキノロン剤	レボフロキサシン	クラビット	重症細菌性腸炎や耐性結核菌のみに限定使用。アレルギーが多く、小児には関節異常も
	シプロフロキサシン	シプロキサン、フロキシールなど	
セフェム剤	経口広域セフェム剤	フロモックス、セフゾン、バナンなど多数	耐性菌(特にMRSA〔メチシリン耐性黄色ブドウ球菌〕)をつくりやすい

危険

分類	一般名	商品名	コメント
セフェム剤	セファクロル	ケフラール、アレンフラール、エリカナール、カルノフラール、ケフポリン、シーシーエル、ルベラールなど	アナフィラキシー・ショックなど重症アレルギー反応がアモキシシリンやセファレキシンなどの約10倍。安全な同効剤がある
	セフォチアム	パンスポリン、ケミスポリン、セピドナリン、セファピコールなど	注射剤。セファクロル同様アナフィラキシー・ショックを起こしやすい
	セフカペンピボキシル	フロモックス	低血糖を起こすので危険。血糖値が11mg/dlという低血糖さえ認められている。特にメイアクトは製剤的にも不安定
	セフテラムピボキシル	トミロン	
	セフジトレンピボキシル	メイアクト	
マクロライド剤	アジスロマイシン	ジスロマック	半減期が1週間以上。重い皮膚炎の副作用があった場合には回復が困難
サルファ剤	スルファジメトキシン	アプシード、アプコーン、ジメキシン、スルキシン	効果が不良でアレルギーが多い。より安全で有効な薬剤が多数ある
	スルファモノメトキシン	ダイメトン	

第二章

薬局・コンビニの薬

リアップで死亡、かぜ薬で間質性肺炎

二〇〇〇年四月から二〇〇三年六月までの三年間、一般用医薬品、つまり市販薬で死亡したのは二〇歳代から八〇歳代までの一〇人。原因として疑われた薬剤は、鼻炎用薬剤や解熱鎮痛剤などを含めた感冒用剤が六件、発毛剤が三件、漢方薬が一件でした。

これは、二〇〇三年六月に長妻昭衆院議員（当時、民主）が質問主意書で、一般用医薬品にかかわる死亡例を聞いたことに対する政府の答弁書（同年九月二六日）で明らかになったものです。

感冒用薬剤の内訳は、総合感冒薬三件（解熱鎮痛剤入り）、鼻炎用薬二件（解熱鎮痛剤なし）、非ステロイド抗炎症解熱鎮痛剤が主体の薬剤が一件。発毛剤はすべて有効成分がミノキシジル（商品名「リアップ」〔大正製薬〕）であり、心筋梗塞（疑い）や急性心不全、心停止などの心臓死を起こしていました。感冒用薬剤では、アナフィラキシー・ショック（急性のアレルギー性ショック症状）をはじめ、ショック症状と思われる例が四件、重症の皮膚障害が一件、脳出血が一件ありました。肝硬変に漢方薬の小柴胡湯を使用し、急性間質性肺炎で死亡した例も一件報告されていました。

しかしこれは、実際に発生している副作用被害例のうち、ごく一部を、医師が自発的に報告しているにすぎません。一般用医薬品は、患者が使用していることを医師に伝えていないことも多いので、未報告例はもっと多い可能性があります。死亡例はなかったとされていますが、一般用かぜ薬による間質性肺炎を起こした疑いが二八例あったと、二〇〇三年五月末に厚生労働省が明らかにしました。

心刺激作用の強いリアップの成分

リアップの有効成分ミノキシジルは、もともと血管を拡張し、血圧を低下させる降圧剤として開発され、臨床試験中に毛が濃くなるという副作用が注目されました。内服した人の八〇％もの人が三〜六週間で発毛し出し、中止すると徐々にもとに戻る。それをヒントに、副作用を主作用に転換して、発毛促進剤としての開発がはじまったのです。

ミノキシジルはほかの降圧剤と比較して、循環器系統に対する影響がとりわけ強い。脈が速くなり、体液がたまり、むくみが生じるために、心不全の傾向がある患者では心不全症状が悪化し、心電図に異常が生じます。ひどい場合は、心臓が入っている袋（包んでいるものを心膜、あるいは心外膜という）に水がたまり、心臓が圧迫されて循環不全にいたる「心タンポナーデ」という重い状態になることがあります（臨床試験で三％に生じたと報告されている）。

降圧剤は、もともと血管を拡張し、血圧を下げ、長期に使って心臓を保護するのが目的だから、心臓を刺激する作用のあるミノキシジルは、降圧剤としては、長期には使えません。

一方、発毛剤としての臨床試験では、濃度二％を一日二回使用した場合の循環器系への影響として、プラシーボ（偽薬）群と比較して、左心室の重量が増し、一回の拍出量（収縮力）が増加しました（日本では一％を一日二回使用している）。

健康な人にこの程度なら問題ないかもしれませんが、心臓病がある人や、潜在的に心臓病を抱えている人にとっては、心筋梗塞や不整脈などを起こし、死亡につながる危険性があるのです。

厚労省は、一九九九年一二月、「米国において行われた約二万例の疫学調査で関連がないとの結果が得られており」、「ミノキシジルとの関係を疑うことは難しい」（「医薬品等安全性情報」№．157）としているが、調査はメーカーが実施したものですし、詳しい背景データを求めても公開されなかったので、信頼することはできません。その一方で、「高血圧、低血圧で現在治療を受けている人」および「狭心症等、心臓に障害のある人」に対する安全使用の徹底をはかるため、①薬局での既往歴の確認、②メーカーに対して外箱に記載して注意喚起、を徹底しました。大正製薬のホームページでも、「高血圧・低血圧の人」「心臓又は腎臓に障害のある人」は使用を控え、使用する場合は医師・薬剤師に相談するように述べていますが、薬局での説明は徹底されていません。

また、中止すると効果はなくなるし、六五歳を超えたら使えなくなることも問題です。六五歳を超えたら、一気に脱毛が進むことになるのを覚悟しなければならないでしょう。

感冒薬による間質性肺炎に注意

間質性肺炎の症状は、咳、発熱、呼吸困難です。もともとあった、かぜの症状なのか、薬の副作用で起こったのか区別がつきにくいのです。

もう一つやっかいなのは、間質性肺炎はアレルギーの要素で起きてくるものと、感染が悪化して敗血症（血中に細菌や毒素などが侵入し、全身に炎症を起こす）の一つとしての急性呼吸窮迫症候群（ARDS）、さらにはEBウイルスというリンパ球に感染するウイルス感染が悪化し、感染合併症として、あるいは感染と免疫異常との中間的な状態で活動性の慢性間質性肺炎が起きる場合があることです。また、急激な心不全としての肺水腫というかたちであらわれる場合もあります。

アレルギー性の間質性肺炎が起きているなら、どの薬も原因薬剤となりえますが、特に多いのは、イブプロフェンやサリチル酸剤など、非ステロイド抗炎症剤（NSAIDs）、アセトアミノフェンによる間質性肺炎の報告です。胃腸薬「ガスター10」（山之内製薬）で有名なH2ブロッカーは、他の薬剤によるアレルギーを誘発したり、重症化させたりすることがあります。

また、咳が心不全のはじまりであることが少なくありません。そして、心不全は薬で引き起こされることもあります。心不全を早く見つけるには、横になると苦しく、座ると楽になる（これを起座呼吸という）ことがないかどうかを見ることです。処方箋の必要な原因薬剤としては、喘息用のβ刺激剤が原因である場合も考えられます。

市販用の薬剤として、危険性が考えられる主なものは、鼻水・鼻づまり用の薬剤として以前用いられていた塩酸フェニルプロパノールアミン（PPA）や現在用いられているプソイドエフェドリン、咳止め（鎮咳剤）によく使われているエフェドリンなどのアドレナリン系薬剤、非ステロイド抗炎症解熱剤（ＮＳＡＩＤｓ）です。

鼻水に鼻水止め、咳に鎮咳剤、発熱や炎症にＮＳＡＩＤｓと、対症療法を重ねると、血管収縮や血圧上昇、乏尿、体液貯留により、うっ血性心不全が悪化し、肺水腫を起こしかねません。対症療法は、あくまでも最小限に止め、副作用に注意して初期に発見することが大切です。

一般薬でも「安全」とはいえない

薬剤性間質性肺炎に対する対処の原則は、原因薬剤を中止すること。それまで服用していた薬剤はすべて中止する。中止することで生命に危険のある薬剤については少し考慮が必要ですが、中止して困る薬剤はごくかぎられています。

そして、かぜ薬で間質性肺炎を起こしている場合は、すべての薬剤を中止すれば、たいてい一日から数日で解熱し、呼吸も楽になってきます。かぜやインフルエンザに使うかぜ薬は、あくまで対症療法であり、症状を除こうとすればするほど、かえって病気を悪化させる可能性があります。かぜには安静が第一であり、安易にかぜ薬に頼らないようにするのが大切です。

かぜ薬には、間質性肺炎よりもっと怖い、ライ症候群などの重症脳症、感染症の悪化、重症の薬疹など、いろいろこわい副作用があります。そうした害についての説明なしに、薬を買って服用することの危うさを、よく考えるべきでしょう。

コンビニで買える医薬部外品、ここが危ない！

二〇〇四年に「問題がない」とされて医薬部外品への移行が決まった「クスリ」は、ほとんどが一九九七年に、医薬部外品への移行を検討した際には「問題がある」ため「移行不適切」とされたものです。九七年にはなぜ不適切とされたのか、それが二〇〇四年になぜ、「問題ない」とされたのかを見てみましょう。

たとえば「健胃薬」（一七五ページ②）とされている制酸剤の分類の中で、一九九七年報告書には、主成分のカチオン含有制酸剤（重曹＋炭酸水素ナトリウムなど）についてこう書かれています。

「腎臓に障害があると排泄が抑制され、蓄積による問題もあり、またほかの医薬品との相互作用により吸収が阻害される可能性もあり、移行は不適切」

これだけ明瞭に害が記載されているのに、二〇〇四年には「移行が適切」と承認されました。

さらに、生薬を主薬とする製剤（一七七ページ⑭）については一九九七年、「主薬成分となる生薬が医薬部外品としては薬理作用が強く移行は不適切」とされています。この「主薬成分となる生薬」とは「ニンジン」を指していると思われますが、二〇〇四年には「移行が適切」と承認されました。

かぜ薬（外用）からコンタクトレンズ装着液まで、ほとんどのものが、一九九七年には「移行は不適切」とされていたのです。

方針が変更された理由は、明瞭には記載されていません。どのような考え方で結論が一八〇度変更になったのか、その過程を見てみようと思います。その鍵は、二〇〇四年の基本的検討方針にあります。多数の製品のなかから、移行が適切であるかどうかを選定するにあたって、次のような基準でスクリーニング（ふるい分け）されました。

副作用が強くても記載がなければ「安全」？

（1）以下に該当する以外のもの

①薬理作用から生体への影響が明らかで、かつ副作用が発現している（予測される）。

②薬の添付文書の使用上の注意に薬剤師が直接説明すべき情報が記載されている――たとえば、「乳幼児や妊婦、高齢者等には使用しない」などの制限があるもの、「連用しない」「乗り物や機械類の運転をしない」などの注意があるもの、病気や症状、相互作用、用法、用量、使用後あらわれる副作用症状などから、「使用前に医師又は薬剤師に相談」や「薬剤師による指導」を要するようなもの。

（2）一九九九年に医薬品に移行されている成分（制限配合量の範囲内で）

安全性の観点からすれば、本来、前記のすべてをクリアしていなければ、「安全」とはいえないはずです。

実質的に検討すべき内容は（1）-①「薬理作用から生体への影響が明らかで、かつ副作用が発現している（予測される）」です。薬の添付文書には重大な注意や警告として記載されていなくても、新たな知見も含めて検討し直せば、新たに添付文書に記載すべき内容もありうるはずです。ところが実際には、前記のどれかをクリアしていれば、「安全」として「移行」したのです。

たとえば、ニンジンの長期使用による副作用の報告を見てみましょう（一七八ページ・ニンジン剤2年間の調査における害作用）。長期使用では、約三人に一人の割合で下痢（朝に下痢）、四人に一人が発疹を起こしています。また、使うと元気になった気分にはなりますが、長期連用するとかえってうつ病にもなります。覚醒剤にも似た性質なのです。三グラム以上使用した人の半数は、二年以内に中止しています。

一九九七年に「薬理作用が強く移行は不適切」とされたのは、このような副作用のためです。今回移行が決定したのは、本来記載されていなければならない害が、添付文書に書かれていないためです。

さらには、添付文書上、（1）-①や（1）-②で不適切であっても、（2）ですでに移行されていれば可、としたものまでもありました。

たとえば、「消化薬-2」のウルソサン（一七五ページ⑤）などは、医療用の適応症も本来ごくわずかなもので、閉塞性黄疸を増強させる副作用や間質性肺炎という重大な害もあります。このため、実際は、「薬剤師が直接説明」することでも不十分なのです。適応症であること、閉塞性黄疸ではないことについての医師による適切な診断が必要なのにもかかわらず、一九九九年にすでに医薬部外品に移行されているため、今回も「移行」が承認されました。

これでは、本来の問題にほおかむりするために、もっともらしいスクリーニングの基準をつくって、最初から「通す」ために「通した」、といわれても仕方がないのではないでしょうか。

私は、二〇〇四年に移行された多くのものが、薬局以外で一般販売されるのは不適切と考えます。

※実際は、一七五ページ表の④⑤をあわせた一五製品群として選定された。

※この検討の詳細な内容は、『正しい治療と薬の情報』（ＴＩＰ）二〇〇四年一月号参照。

商品名は『週刊金曜日』2004年2月6日発売号時点

	主な成分	予想される商品名	ここに注意
①かぜ薬（外用）	カンフル、メントール、ニクズク油など	**ヴィックスヴェポラップ、カゼピタンハップ**	カンフルは興奮剤（心臓、脳にも）。メントールは中枢神経を麻痺させる作用がある。幼児の鼻の中につけると、急速に吸収され無呼吸、ショックを起こした例がある。ニクズク油は大量摂取でけいれんや幻覚を生じることも
②健胃薬	炭酸水素ナトリウム、センブリなど	**花扇健胃散**	炭酸水素ナトリウムは「重曹」のこと。胃酸過多の人は一時すっきりするが、過剰に飲むと副作用も。高血圧や腎臓病、心不全の人は特に要注意
③整腸薬	乳酸菌、ビフィズス菌、ラクトミンなど	**新ビオフェルミンS錠、わかもと整腸薬**	有効性の根拠は乏しい。錠剤を用いて乳酸アシドーシスが生じた例が報告されている（乳酸アシドーシスでは血液が酸性になり衰弱したり意識障害、ショックも生じうる）
④消化薬–1	ジアスターゼ	**新タカヂア錠**	ジアスターゼ（アミラーゼ）は胃酸で多くが分解されるためほとんど無効。食べ物を口の中でしっかりとかんで、胃に入る前に、まず唾液中のアミラーゼで消化させることが大切
⑤消化薬–2	ジアスターゼ、リパーゼ、ウルソサンなど	**ハイウルソ錠**	リパーゼも胃酸で分解されるため、ほとんど無効。ウルソサンは慢性肝炎には有効性の根拠なく、原発性胆汁性肝硬変にも長期効果の根拠は乏しい。閉塞性の黄疸に使うと黄疸が強まるため使用を禁止されている。軽い黄疸は専門家でも見落とすことがあるほど。素人では判断不可能。重い副作用（間質性肺炎）の報告もある

	主な成分	予想される商品名	ここに注意
⑥制酸・健胃・消化・整腸を2つ以上標榜するもの（健胃消化薬）	ジアスターゼ、酵母など	**強力わかもと、パンクラミン錠**	ジアスターゼは175ページ④参照。酵母は時に下痢を起こすことがある。バランスのよい食事を心がければ不要
⑦瀉下薬（下剤）	プランタゴ・オバタ種皮など	**リズムラン**	プランタゴ・オバタ種皮は、放屁が多くなったり、ひどいときには腸閉塞も起こりうる。ただし、センナや、ビサコジル（コーラックなど）などの刺激性下剤よりは安全。大量の水分とともに服用のこと。効果発現にはふつう、まる1日かかる（それ以上のことも）
⑧コンタクトレンズ装着液	アスパラギン酸カリウム、塩化ナトリウムなど	**スマイルコンタクトファインフィット、マイティアハードレンズ装着液**	視覚に関係する眼粘膜に適用されるもので、使用法や取り扱いに注意が必要。また、含有する防腐剤がレンズに吸着されて角膜に刺激を与えたり、レンズに影響を与える可能性がある
⑨その他の耳鼻科用薬（いびき防止薬）	グリセリン、塩化ナトリウムなど	**アンスノール、スカイナーいびきスプレー**	グリセリンが粘膜の水分を吸収して腫れを引かせることを期待したものだが、効果は一時的で疑問。ひどいいびきの人は、睡眠時無呼吸症候群でないかどうか、専門医による診察が必要
⑩口腔咽喉薬（のどあれ薬・せき、たんを標榜しないトローチ剤を含む）	塩化セチルピリジニウム、塩化デカリニウムなど	**ベンザブロックのどスプレー、明治Gトローチ**	塩化セチルピリジニウムは176ページ⑪参照。塩化デカリニウムは細菌と真菌に対する殺菌作用があるとされるが、ウイルスにはいずれも無効。うがいには、微温湯のみで十分
⑪含嗽薬（うがい薬）	塩化セチルピリジニウム、メントールなど	**コルゲンコーワうがいぐすり123、アルペンうがい**	メントールについては175ページ①参照。塩化セチルピリジニウムは歯垢を防止し、歯周炎や歯肉炎の防止に役立つとされているが、他の効果は不明。のみ込んだり鼻に入ると危険

	主な成分	予想される商品名	ここに注意
⑫ビタミン含有保健薬（ビタミン剤など）	ビタミン類、アミノ酸類など	**アスパラドリンクⅡ、グロンサン内服液、リポビタンA**	ビタミンはバランスよい食事からとるだけで十分。ビタミンAやDなど体内への蓄積性や催奇形性が問題になりうるものも含まれている
⑬カルシウム主薬製剤	グルコン酸カルシウム、ボレイなど	**カタセ錠A小児用、ゼリアカルシウム液**	ボレイの主成分も「カルシウム」。胃内で塩化カルシウムとなり刺激性がある。また、いろんな薬剤の吸収を妨げたり、逆に効果を増強したりするし、他の薬剤でカルシウムの血液中濃度が高められたりする。ビタミンDと併用で血液中カルシウム濃度が高くなり、吐き気、嘔吐、便秘、腹痛、筋脱力、精神障害、尿路結石などを起こしたり、ひどい場合には不整脈や昏睡も
⑭生薬主薬製剤	ニンジン（178ページ参照）、ローヤルゼリーなど	**強力オキソレヂン糖衣錠、ローヤルゼリー散、高麗人参エキス（液状）**	ニンジンはステロイドホルモン様の作用、中枢興奮剤の作用がある。長期連用者の追跡調査で高血圧、発疹、下痢などの害作用が高頻度に出現している。使用後は興奮状態で元気になるが、長期（半年以上）では逆にうつ状態になる（178ページ参照）
⑮殺菌消毒剤（特殊絆創膏を含む）	塩化ベンゼトニウム、アクリノールなど	**アポスティーローション、田辺メンタム、アクリノール液**	塩化ベンゼトニウム、アクリノールともに、医療用にはほとんど使用されなくなった消毒剤
⑯しもやけ・あかぎれ用薬	カンフル、グリセリンなど	**メンソレータム、メルスモンハンドローション、新ユースキンA**	カンフルは175ページ①参照。グリセリンは皮膚の乾燥を防止する作用を期待したものだが、誤ってのむと下痢、嘔吐、頭痛、めまいなどを起こすことも

ニンジン剤２年間の調査における害作用

害作用症状	人　数	%	何人に１人
朝に下痢	47	35.3	2.8
皮膚発疹	33	24.8	4.0
不眠	26	19.5	5.1
神経質	25	18.8	5.3
高血圧 （13 週後から）	22	16.5	6.0
陽気になる （1 週間未満から）※注 1	18	13.5	7.4
浮腫	14	10.5	9.5
ニンジン乱用症候群 （高血圧、発疹、朝の下痢、神経質）	14	10.5	9.5
うつ病 （約半年後から）	6	4.5	22.2
無月経 （16 週間後から）※注２	4	3.0	

1 日 3g 以上を服用していた人の約 50％が２年以内に中止している。
合計 133 人を追跡、重複あり。
※注１：うち４人は離人症や昏迷出現、１人は注射で急性のショック症状、アナフィラキシーのあと、幻覚が生じた。
※注２：別の調査で、女性ホルモン（エストロゲン）様作用により、不正出血や乳房痛などが複数、スティーブンス・ジョンソン症候群も報告されている。
〈TIP 誌 2004 年 1 月号より（医薬ビジランス研究所作成）〉

すべてのがんを増やすフッ素は、有害無用

「フッ素」は、正しくは「フッ素化合物」、あるいは「フッ化物」ですが、ここでは、「フッ素」と呼ぶことにします。たいていの練り歯磨きには、フッ化ナトリウムか、モノフルオロリン酸ナトリウムの添加が記載されています。ごくまれに、フッ化スズの場合もあります。このフッ化ナトリウム、モノフルオロリン酸ナトリウムがフッ素化合物（フッ化物）です。

最近は、水道水へフッ素を添加しようという動きは下火になっていますが、私がフッ素の問題に取り組み始めたのは、水道水への添加の問題がもち上がってからです。

一九九九年一一月に日本歯科医学会によってフッ素応用を推進する考えが出され、二〇〇〇年末には、厚生省（当時）が「上水道を管理する地方自治体がフッ化物添加を決定すれば、技術支援をする」という方針を出したという新聞報道がありました。

その動きを重要視した高橋晄正さん（元東京大学医学部講師）が、私も参加している民間の医薬品監視機関である薬害オンブズパースン会議に対して問題提起をされ、薬害オンブズパースン会議からの委託で、その評価を行なうことになりました。

私自身は、それまでは副作用関係の本で、フッ素がダウン症の発症と関係があるようだというのを見たことがある程度でしたから、まったく白紙の状態から検討をはじめたのです。結論をひと言でまとめると、フッ素を水道に添加すると、「小さな効果と大きな害がある」ということでした。

その後、水道水への添加の話は下火になりましたが、二〇〇三年一月、厚生労働省が保育園・保育所や幼稚園、小学校などでの集団によるフッ素洗口を推奨したことで、フッ素洗口の動きが盛んになってきました。そこで、洗口にフッ素を用いた場合の問題についても検討しました。結論は、フッ素で洗口すると、水道水に添加したのと同程度のフッ素をのむことになり、水道水に添加した場合の利益と害の検討結果がそのまま使えるということがわかりました。

WHOの目標をすでに達成している日本

フッ素の「小さな効果と大きな害」というのはどういうものか見てみましょう。

まず効果の面ですが、フッ素使用の目的は実質上ただ一つ「虫歯の予防」です。しかしその予防の意味は、もはやありません。

一八一ページの図1は、一二歳の子が虫歯を経験した本数の推移です。「一二歳男女合計」でひとり当たりの虫歯の平均本数は二・一、「男子」にかぎれば二本を切って一・九本となっています。

日本では虫歯の本数が一番多かったのは一九七五年ごろ。一九八〇年代までは平均五本前後あった子どもの虫歯が、一〇年前の一九九〇年代半ばには平均四本を切り、一九九九年には二・九本と、

図1　12歳児の平均う歯保有数の推移

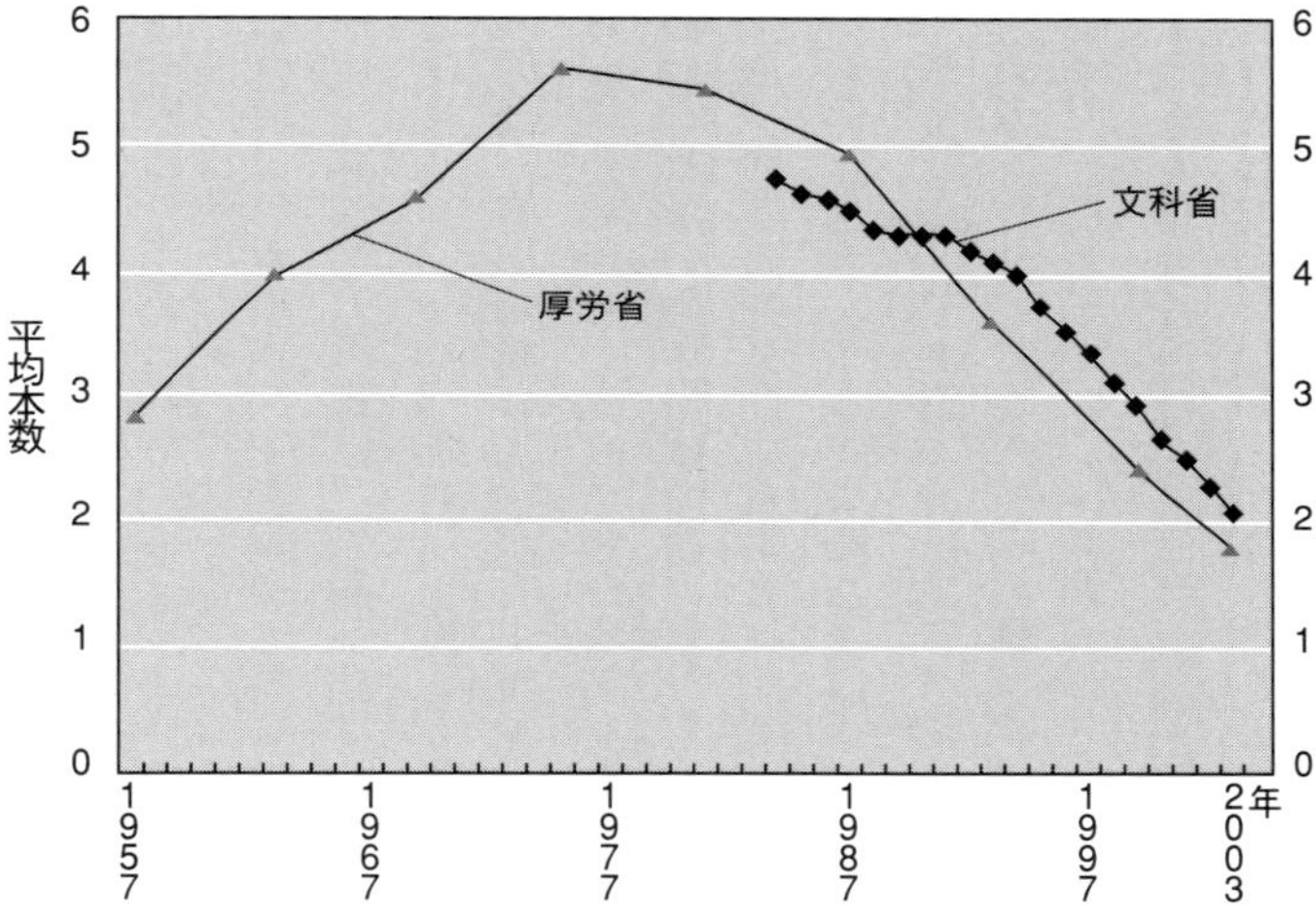

出典：宮千代加藤内科ホームページ　**URL** http://www.geocities.jp/m_kato_clinic
（原典:厚生労働省「歯科疾患実態調査」、文部科学省「学校保健統計調査」）

ＷＨＯ（世界保健機構）の目標（一二歳で平均三本を超さない）を達成しました。ここ一〇年間で二本減と、ほぼ半分になりました。この勢いで減ると、数年すれば平均一本以下になるでしょう。

この傾向は世界的なもので、先進国では一九八〇年代当初は平均四・五本でしたが、一九九〇年代半ばには平均三本を切り、最近では二本余りです。しかも、この傾向は水道水にフッ素を添加している国も、添加していない国でも同じなのです。

効果はないのに害だらけ

フッ素洗口の効果を総合した調査では、フッ素をまったく使わない場合に比較して二六％少なくすることがわかりました。しかし、一九九〇年以降の研究ではその効果

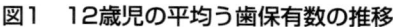

はほとんどなく、また、もともとの虫歯の本数が二本程度以下である場合にもほとんど効果は認められませんでした。フッ素入り歯磨きをすでに使っている場合にはフッ素洗口をすることによる効果の上乗せはまったくありませんでした。ここで強調しておきたいことは、四〜五歳児がフッ素洗口した場合には、水道水フッ素添加と同レベル、あるいはそれ以上になることがありうることです。また、後述する発がんの影響は、年齢が若ければ若いほど影響は強くなるという点です。

水道水へのフッ素添加による害としては、斑状歯やダウン症との関連が比較的有名です。斑状歯というのは、歯の表面の光沢がなくなり、チョークで書いたような白い斑点ができたり、重症になるとそれが褐色の斑点となり、歯がもろくなるものをいいます。虫歯を予防する濃度でも、多少の斑状歯は避けられないのが現状です。

ダウン症は高齢女性から生まれた子に起こりやすいのですが、水道水にフッ素を添加された地域では、若いお母さんから生まれた子に、ダウン症が高頻度に見つかっています。もともとフッ素は、変異原性があり、染色体異常を起こす物質であることが知られていますので、ダウン症との関連はあって当然なのです。しかし、これはフッ素応用を推進しようとしている人たちには困ったことですから、懸命に否定しようとしています。

もっとも重要な害は、「がん」を全体として増加させることでしょう。その規模は、日本全体で年間三万人程度余計にがんができることになるのです。その根拠となったデータは、フッ素使用を推進する人たちが「発がんは認められない」という根拠にしている疫学調査データです。上の図2を見る

図2　全部位がん罹患危険度と水道水フッ素化年数との相関

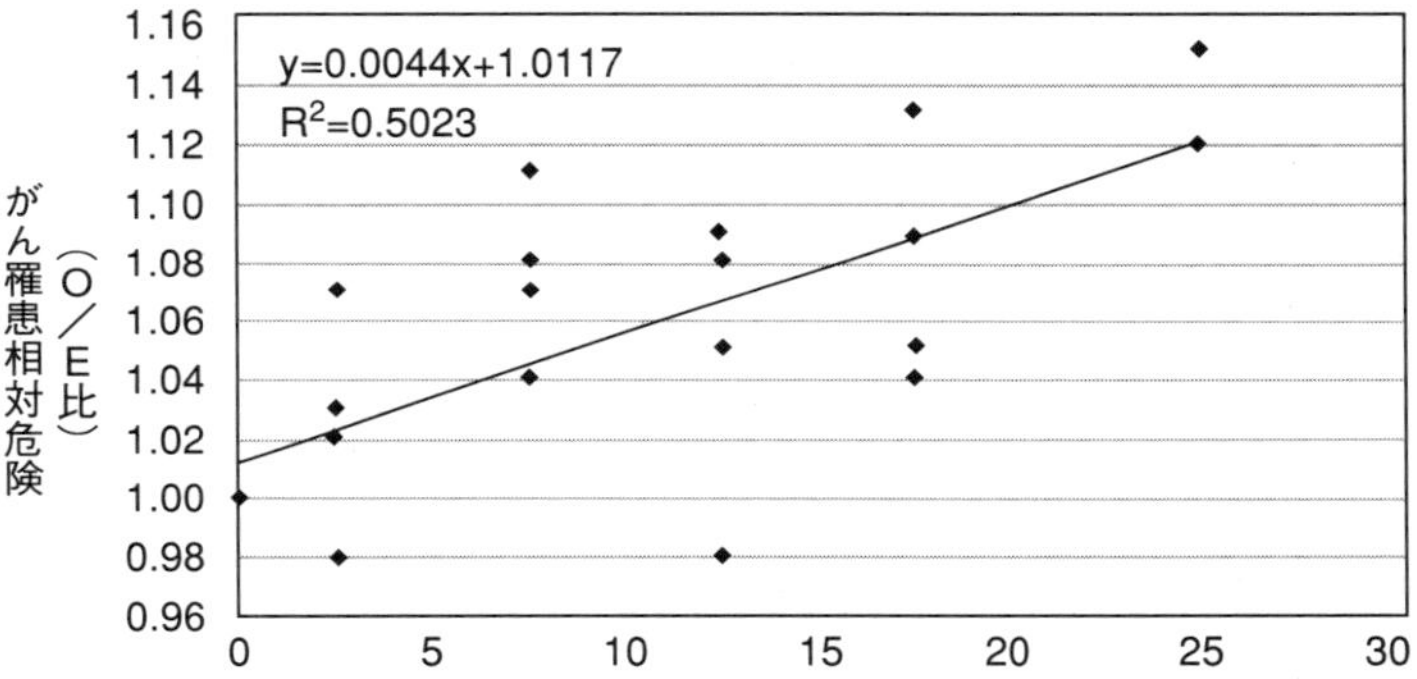

添加期間（年）
20年以上は平均25年として計算（r=0.709、p＜0.001）

出典：『薬のチェックは命のチェック』No.17（P24-31,2005）（原典：米国保健サービス部「Ad Hoc Subcommittee on fluoride,1991」、いわゆる「Hoover 報告」より著者作成）

と、フッ素を水道水に添加してからの年数が長いほど、がんにかかる率が高くなっている様子がわかります。統計学的に見ても意味のあるデータです。

なぜフッ素は特定の部位ではなく、がんを全体として増加させるのかというと、その理由はおそらく、フッ素の性質に関係しています。つまり、フッ素は生体機能の基本にかかわる、きわめて重要な部位に作用し、きわめて多種多様な酵素に影響（増加や抑制など複雑）するからです。甲状腺ホルモンなどホルモン系や、精神への影響も指摘されています。

ＷＨＯの必須薬からフッ素洗口削除の動き

世界的にも、フッ素を見直す動きが高まっています。ＷＨＯが指定している必須薬のモデルリストの最新版（二〇〇三年三月に改訂された一三版）では、「フッ化ナトリウム」が、フッ素洗口用に一応残されたものの、「公衆衛生上の妥当性に加え、この物質の安全性そのものに疑問が生じてきており、次回の専門委員会において、リストに残すかどうか再検討が予定されている」という注釈がつけられました。そして実際、削除候補リストに載せられました。

その後、ＷＨＯの必須薬担当者から、『薬のチェックは命のチェック』誌や、ＴＩＰ誌が加盟している医薬品情報誌の国際組織である国際医薬品情報誌協会（ＩＳＤＢ）に対して、その削除候補薬剤の検討依頼がありました。私はすでにほぼフッ素の問題について総合的な検討をしていましたので、「フッ素」に関する検討を担当することにしました。ＩＳＤＢとしての勧告の結論は、「フッ化ナトリウムは、う歯予防のための洗口用物質として、これまで必須薬リストに含められてきたが、削除すべきである」としました。当然、必須薬リストから削除されることを期待したのですが、残念ながら、ＷＨＯの今回の改訂では削除にはなりませんでした。

しかし、少なくともフッ素洗口が推奨されていた必須薬リストから、洗口だけを推奨する、という勧告が消え、どのような手段（たとえば歯磨きへの添加など）でもかまわない、ということになりました。実際、フッ素洗口をしている国は、マレーシアなどごく一部の国でしかありませんでしたから、洗口を推奨していた、それまでのリストが古すぎたということです。

一方、日本では、いまでも、幼稚園児や小学生の集団フッ素洗口など、熱心な推進者のいる地域では職場への介入もされており、人権問題にも発展しています。したがって、ＷＨＯの必須薬リストの考えからしても、集団によるフッ素洗口はすでに時代遅れの方法であるといえます。

また、最新の研究によると、米国でフッ素化水道水をのんでいる子は、フッ素を添加していない水道水をのんでいる子の五倍から七倍、骨肉腫（骨のがん）になりやすかったとされています。年齢では五〜一〇歳、特に六〜八歳という小さい男の子がもっとも危険度が高かったとされています。日本でもフッ素による洗口を広めようという動きが活発になってきていますが、洗口を開始する年齢が小さければ小さいほど、米国並みの骨肉腫の被害が拡大することになるでしょう。女の子の場合には、成長して出産した場合に、若い年齢でもダウン症が増える危険性を考える必要があります。

クスリのキホン

薬局・薬店とは

薬剤師がいて一般用医薬品を売るほか、医療用医薬品も扱えるところを「薬局」といいます。薬局には調剤するスペースがあり、医師の処方箋を持っていくと「院外薬局」として調剤してくれます。

一方「薬店」は薬剤師がいる一般販売業、薬剤師はいないが薬種商の許可を得る必要がある薬種商販売業があります。どちらも調剤ができず、一般用医薬品しか販売できません。

例外として薬局のない地域などで都道府県知事が指定した品目を販売できる「特例販売業」、富山の置き薬に代表されるような「配置販売業」がありますが、医薬品は、基本的には専門家である管理薬剤師がいるところでしか扱ってはいけません。

薬はどうやってできる?

まず①薬の候補物質を探し、②マウスなどの動物実験を行ない、③人間を対象とする臨床試験（治験）を経て、効果が認められれば④製薬会社は厚生労働省に承認を申請し、⑤承認されれば薬価が決まり、⑥販売が開始されます。販売以後も、実際に使ってみてどうだったのか、市販後調査が行なわれます。

ヒトへの臨床試験は通常、健康なヒトに使用し安全性を調べる第一相試験、患者を対象に最適な使用方法を決めて効果や副作用を比較するための第二相試験、既存の薬や偽薬を使用した患者と比較する第三相試験が行なわれますが、抗がん剤にかぎり、第一相試験からがん患者を対象とし、第三相試験をしなくても承認が許されています。

また、抗HIV（エイズウイルス）剤の多くは、欧米でのデータだけで承認されていますが、これはまったく例外的なことです。

これらの過程がすべて適切であればよいのですが、不適正な試験の結果、世に出ることがあります。新薬の開発は長い歳月と膨大な費用をかけて行なわれるため、成功するかは製薬会社にとって大きな問題なのですね。

第三章

薬の未来を考える

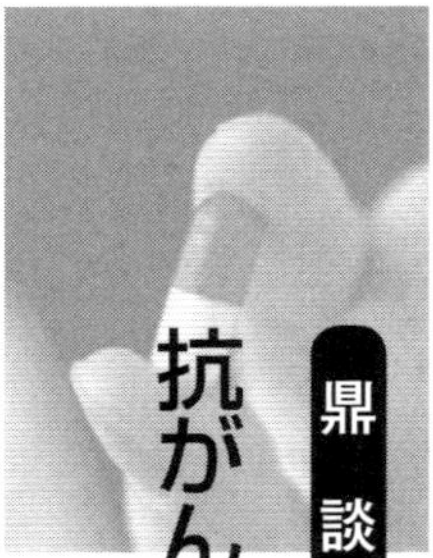

鼎談

抗がん剤とうまくつきあうにはどうすればいいか

浜――抗がん剤とはどのようなものなのか。そもそも「効く」ということは、病気が「治る」、根治する、あるいは治らなくても寿命が延びることだと一般には考えますが、がんの場合は、一部を除いて治ることはないし、平均の生存期間が延びる、つまり寿命が延びることも多くはないですね。

小川――成人の急性白血病は増殖が早いので、最初に治療してから二年間再発しなければ治る確率が高い。現在ではおよそ四〇％近くが治ります。この場合、「効く」イコール「治る」と考えていいでしょう。

　しかし、成人の固形がんでいう「効く」は、「治る」とはまったく別のものです。抗がん剤の臨床試験で確認されることは、腫瘍がなくなるのではなく、小さくなるということ。腫瘍の大きさが一カ月以上にわたって五〇％以下に縮小する人が一五～二〇％以上いれば、抗がん剤として承認される。「治る」ということではありません。

浜——「小さくなる」ことを「効く」「治る」と誤解している人は多いですね。短期間で多くの副作用死を出した抗肺がん用剤、「イレッサ」(一般名・ゲフィチニブ)を使って、治る人が三〇%で死亡する人が二%ならいいじゃないか、という意見がある。しかし、イレッサの場合、腫瘍が一時的に縮小するだけで、「治る」わけでも延命するわけでもない。

佐々木——抗がん剤の「効く」という言葉には、理想的にはがんの治癒、延命効果、もしくは、がんにともなう症状の緩和、手術後に使って再発を防ぐという広い意味があり、これらは、大規模な臨床試験によって証明された成績に基づいています。

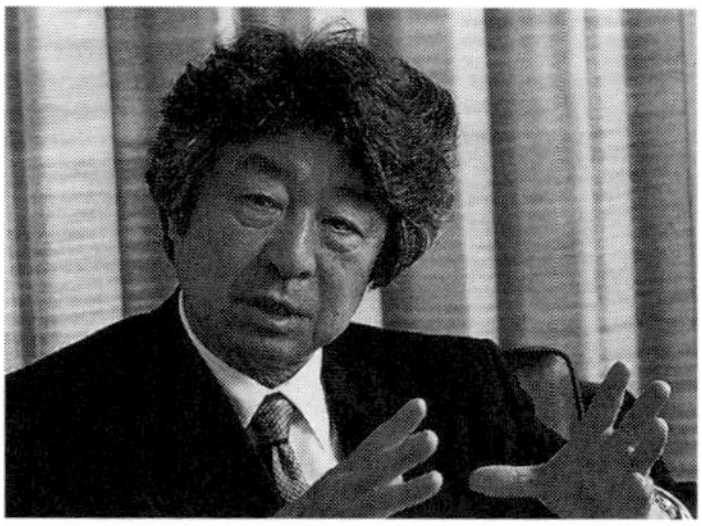
小川 一誠
おがわ まこと・医師。
愛知県がんセンター名誉総長。著書に『「がん」の早期発見と治療の手引き——知っていればこわくない』(小学館)、『抗癌剤の選び方と使い方』(南江堂)、『癌の治療戦略』(篠原出版社)など。

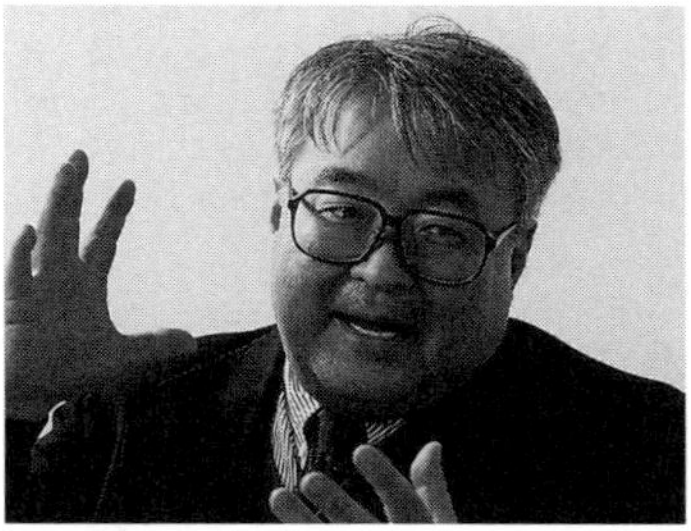
佐々木 康綱
ささき やすつな・医師。
国立がんセンター東病院化学療法科医長を経て、現在、埼玉医科大学臨床腫瘍科教授。著書に『抗がん剤安全使用ハンドブック』(医薬ジャーナル社)など。

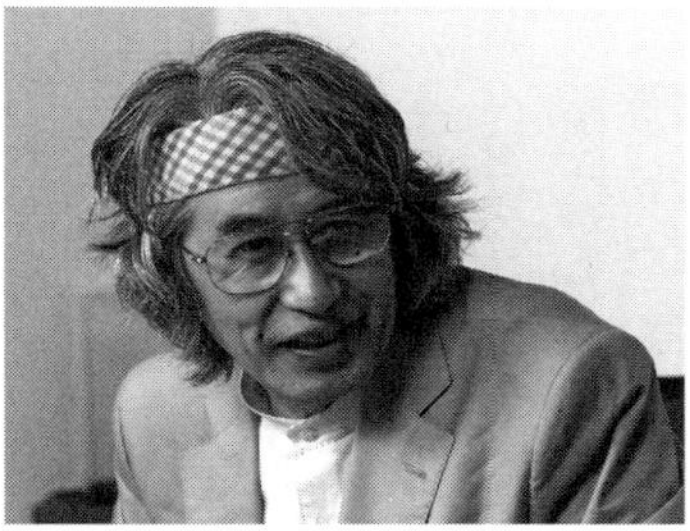
司会／浜 六郎
はま ろくろう・医師。

小川——かつてはアメリカの国立がん研究所やFDA（食品医薬品局）は、腫瘍の縮小効果だけで抗がん剤として承認していましたが、九〇年代になってから、生存期間が延びること、QOL（生の質）を改善するという条件を加えました。現在、成人の進行した固形がんで「治る」のは、睾丸の腫瘍とかごく一部。それ以外のがんの治療目的は、延命と主にQOLの改善になります。ほかの病気の薬の「効く」とではレベルが違うんです。

浜——私の理解では、アメリカではかつて延命効果を重視していたが、最近は縮小効果だけで承認されはじめていて、よくない傾向だと思っています。

さらに、がんが縮小する確率のことを日本では「奏効率」といいますが、これは非常に誤解を招く言葉です。英語ではレスポンス（反応）。反応率という言葉に置き換えたほうがいいと思います。

小川——さらに混乱させる要素をいうと、たとえば膵臓がんに唯一「効く」といえる「ジェムザール」（一般名・ゲムシタビン）という薬は、一五〜二〇％の人が腫瘍が縮小する、という基準もクリアしていない。症状、痛みが改善したなどの「臨床的利益」という指標を加えて、およそ三〜四割くらいの人に「効く」から薬として認められた。抗がん剤が効きにくいがんの場合には、もう一つ「効く」の基準が甘くなる傾向があります。

浜——アメリカでは、それぞれの治療における薬剤について、目標はなにか、なにをクリアすれば「効いた」とするか、ということが明記されています。ゲムシタビンの場合は、膵臓がんで少し寿命を延ばすことも確認されているわけですが、ほんとの「効く」というのは、寿命が延びることである、ということを確認する必要があると思います。

佐々木——いまの日本では、臨床試験で、生存期間の延長を確認するような第三相試験というも

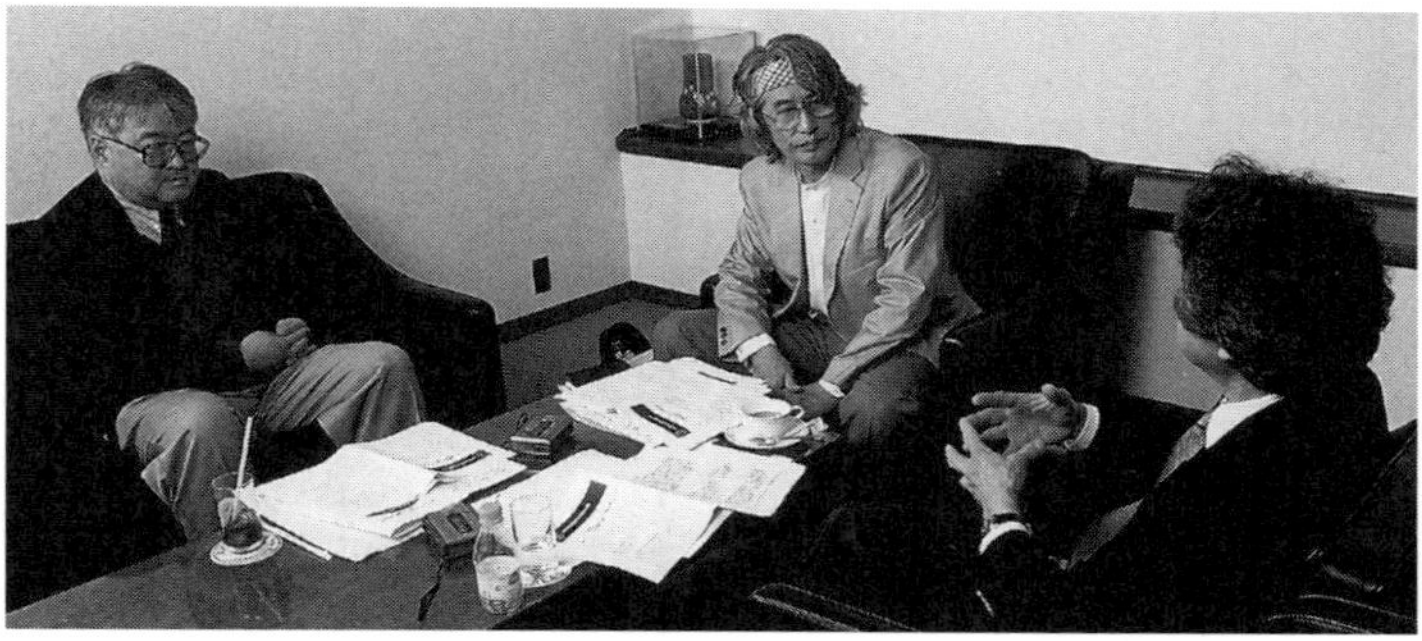

のがなかなか行なわれません。この背景には、臨床試験に必要な基盤整備がなされていないことや、症例数、専門医の数などの問題があります。たとえ生存期間の延長がわずかであっても、抗がん剤が効きにくいがんの場合、痛みなどの症状が緩和されれば、現在「効いた」とする要因になると、私は考えています。実際、先ほど話がありましたように、膵臓がんのつらい痛みが、ゲムシタビンによって緩和されるというデータが出ています。

抗がん剤の有効性と安全性のバランス

浜——抗がん剤で腫瘍が小さくなる確率が一五〜二〇%。しかし、抗がん剤は強い毒性が出るし、軽いものを含めると、副作用がほぼ一〇〇%出ますよね。

小川——新しい抗がん剤の最初の臨床試験である第一相試験では、投与量における毒性の規制と、最大耐量が決められます。それを一〇〜一五%減らしたものが実際に使う量になる。よって毒性は一〇〇%出る。抗がん剤とは、毒性をコントロールしながら、最大限の効果を得る薬といえます。

たとえば乳がんに効くドキソルビシンの場合、ほかの薬との併用療法を行なえば、たとえ毒性が一時的には苦しくても、それに耐えれば治癒率は上がる。かつて骨髄移植のために抗がん剤を最大限まで投与した場合、一〇％程度の毒性死があったんですが、これは容認されていた。それは、毒性を乗り越えれば治癒するからです。

佐々木――進行がんを治療する場合は、どう考えるのか。多くの固形がんに対する抗がん剤の役割は、毒性をコントロールして、延命にともなう症状を緩和する効果であると考えます。そのためには、安全に用いることが基本になります。

浜――その毒性をどこまで減らすことができるか。抗がん剤を安全に使うために、実際にどのようなことをされていますか。

佐々木――埼玉医科大学の臨床腫瘍科には、薬剤師が助手として在籍しています。これは、抗がん剤を安全に使うため、薬物の情報を的確に臨床サイドに流して使う試みです。また、標準薬の処方を登録制度にし、抗がん剤の知識のないものが、見よう見まねでやるということが一切できないようにしました。さらに、処方のチェック機能を強化する。抗がん剤を処方する主治医、薬剤師、看護師、薬を点滴する医師と、四重にチェックをします。

小川――現在すでに研究がはじまっており、今後に期待をしていますのは、遺伝子多型の研究です。たとえば患者さんから血液をいただき、遺伝子多型（個人ごとに異なるＤＮＡの塩基配列の違い）と毒性との相関を調べていけば、どんな効果と副作用が出るか、将来は予知できるようになります。

臨床試験の質をどう高めていくか

浜――これは抗がん剤に限りませんが、臨床試験の質を高めていく必要があるなと、私は思います。一九九四年に承認された塩酸イリノテカンなど、試験段階で死亡例が出ても、臨床試験の報告書に書かない、ということが結構行なわれている。

小川――確かにイリノテカンの最初の臨床試験、第一相試験で死亡例が出ている。しかし、第一相試験は、動物で毒性を確かめたあと、ヒトに用いる最初の試験です。動物実験で出る毒性がそのまま患者さんにあてはまるとはかぎらないので、その死亡例が毒性死だと判断するのが非常に難しい。

浜――臨床試験では、よく試験の条件に合わなかった人を不適格として、有効性と安全性の解析から外します。しかし、本来試験に組み入れられた人はすべて解析すべきです。イリノテカンでは、第一相、次の第二相とも、不適格例のほうに死亡例が多かった。死亡したから不適格にした例がかなり含まれています。イリノテカンが小細胞肺がんに、単剤でも効果があることは印象に残っていますが、試験で起こったことはきちんと書いてほしい。

佐々木――いまの臨床試験のデータは、薬事法による規制がかかっているため、学会レベルでも、完全な透明性が要求されていますよ。

浜――いろんな薬の承認の根拠となったデータを見ますと、重大な害反応を単なる偶発症として解析から外してしまっているという問題もあります。二〇〇二年に承認されたイレッサの場合、海外のデータに有害事象として「呼吸窮迫症候群」とあります。これは、日本で問題になった間質性肺炎のなかの劇症型です。第一相、第二相の初期の患者さんに起こり、その呼吸窮迫症候群や肺炎で死亡した例が有害事象としては報告されていますが「副作用の可能性はない」「関連が否定できる」という断定をしています。私は、このデータはもう一度見直すべきじゃないかと思っています。

佐々木――実際、イレッサで多数の死亡者が出たということは、日本で行なわれた臨床試験を、再度後ろ向きに見直す作業が必要だと個人的には思っています。ただ、研究に参加した医師や企業からは、なかなかそういった声が出てこないですね。

浜——だから、完全に独立したところでやらなければいけないと思うんですよ。日本の臨床試験のデータは、有害事象や副作用による死亡の報告が、外国に比べて極端に少ないんです。

小川——それは、ヒトで試験する前の動物実験で、そういう毒性が見られなかったんでしょうね。動物では血液毒性ははっきり出るんですが、ほかの毒性はわかりづらい。たとえばブレオマイシンは、研究段階では血液毒性はまったく出なかったけども肺毒性があった。でも動物実験では、肺毒性はまったく出なかったんです。

浜——イレッサでは、動物実験でも肺の相対重量が増えるとともに白血球数が増え、発熱を起こすことはわかっていました。肺になんらかの障害があったのではないかと私は考えています。人に使うのと同じくらいの用量で動物に毒性が起こり、死亡している。何の毒性かを確かめないといけないですよね（注1）。

小川——かつては猿まで使って、大規模な動物による毒性試験をやったんですが、いまはまずやりません。動物実験は、企業にとっては金と時間ばかりかかる。アメリカの国立がん研究所が動物実験の膨大なデータを分析したところ、猿でも、人に発現するあらゆる毒性は予測できない、よってマウスだけで十分である、という結論になった。いまはラットやマウスなどの小動物しかやりません。

佐々木——やはり、動物実験で、どこまで非血液毒性が予測できるかは問題なんです。肺毒性については、ドセタキセル、ゲムシタビンでは患者さんに肺毒性が認められますが、動物実験の成績からは正確に予測できませんでした。

浜——動物実験をすれば、予測できることはかなりあるんです。たとえばインスリン抵抗性を改善するという糖尿病用剤の「アクトス」（一般名・ピオグリタゾン）は、長期に使うと心筋の壊死が起こる。厚労省が二〇〇〇年に心不全の緊急安全性情報を出しましたが、私はその半年前に心不全が出るよと警告しています。動物実験の結果から予測できたからです。心不全や寿命への影響は、ヒトで試験を行なうとわかるまでに何年もかかるが、動物なら二年で結果が出る。抗がん剤は死亡につながることが多いから、特に臨床試験での重篤な死亡例を明記し、動物実験も重視してほしいと思うんです。

佐々木――動物実験の評価、位置づけは、海外に比べると、日本は厳しいスタンスをとっています。データも多く開示されている。しかし世界的には、ヒトと動物は基本的に異なるという認識から、動物実験が軽視されるという流れが起こっています。

浜――私はそれに警鐘を鳴らしたい。イレッサにしても、動物実験でかなりのものは予測できる、ヒトへの臨床試験のときにそれを考慮しないから臨床試験で危険性を見逃し、市場に出たときに、安全だと医師が誤解し、患者さんも被害をこうむる。

佐々木――海外で承認されている薬を日本にもってくる場合はどう考えますか。海外で膨大な動物実験のデータがあるのに、日本で動物実験のデータを再度集める必要があるでしょうか。

浜――海外で十分な動物実験のデータがあるなら、それを用いればいい。現在はそういうシステムです。しかし、私は臨床試験は別だと考えています。

小川――現実問題として日本は、アメリカのように大規模な研究ができるグループが多数あるわけでもなく、なおかつ多くの患者さんを臨床試験に投入できるシステムがないんです。

佐々木――一般論として、人材も経験も豊富な質の高い施設でしたら、かなりの毒性が検出できると思います。問題は、発現頻度は低いが、非常に重篤な有害反応を見落とさないような臨床試験、または市販後調査を厳密に行なうことです。イレッサの場合、動物実験から臨床試験へのプロセスと、臨床試験から市販後調査へのプロセスを考えた場合、私は後者に問題があったと考えています。

小川――現在のところ、日本では臨床試験が非常にやりにくい。たとえばオキサリプラチンという薬は日本人が開発し、海外に持ち出して広く使われていますが、日本では承認されていません。海外では標準的な治療法になっていても日本では使えない薬が多い。海外でやったほうが承認が早いんです（注2）。

佐々木――とはいえ、日本の抗がん剤の臨床試験は、おそらく日本のすべての薬剤の中で、この二〇年でもっとも進んだ領域であると自負しています。今後は期待できると思いますよ。

抗がん剤の教育をすべての医師に

浜――効果があるのに使えない薬がある一方で、効果のない薬がずっと使われてきました。一九九五年の世界の薬の売上げをみると、三〇位以内に抗がん剤は何も入っていない。しかし九六年の日本の売上げには、効かないといわれる「UFT」（一般名・テガフール・ウラシル配合剤）が三位、一七位に「フルツロン」（一般名・ドキシフルリジン）があります。

佐々木――最近になってUFTと「ロイコボリン」が、大腸がんに対して有効とする成績や、UFTが非小細胞肺がんの術後の再発予防に効果がある、という科学的根拠が出てきました。しかし、その科学的根拠が出ないうちに、誰もが安易に使いすぎたことが問題です。

浜――どこまでが科学的根拠に基づいた治療であり、どこからがそうでないのか、それがきちんとわかる医師があまりいないのではないでしょうか。世界の標準的な薬が使えない一方、世界で使われていない科学的根拠のない薬がいっぱいある状況の中で、指導的な臨床医もその点の整理がついていないから、患者さんにきちんと説明できる医師が育たない。

小川——アメリカでは一九六〇年代くらいから、専門医以外は化学療法を行なわないようにしている。抗がん剤というのは、効かない量をどれだけ長く投与しても効かないんです。一般の病院で化学療法といっていることが、実は化学療法とはいえない、ということが往々にして見られます。同じ薬を使っていても、間違った量を投与されていたら、効かないだけでなく、抗がん剤の耐性ばかりができてしまう。抗がん剤の治療は最初が勝負なんです。だから、手術は外科、抗がん剤は化学療法の専門医が治療を行なうようにする。そうしないと、いつまでたっても抗がん剤は中途半端に使われます。

佐々木——わが国の病院には、自称・専門医が山ほどいますからね。日本では過剰使用は、致死的な副作用も出るし、すごく責められます。しかし、過小使用に対しては、副作用のコントロールがいい先生、という間違った評価になってしまう。毒にも薬にもならない量を使うということが、いかに罪深い医療であるかという認識がないんですよ。

浜——確かに知らないと、正しい治療の機会を失われてしまうことになる。これだけ抗がん剤が使われているのに、大学で抗がん剤の教育をきちんとしていないというのはおかしな話ですね。

佐々木——私が、国立がんセンターから大学に移ったのはそこに理由があります。がんの専門病院といわれるがんセンターで、どのくらいの患者さんを診ているのかというと、おそらく全国の患者さんの五％です。九五％がほかの一般の病院で診療を受けている。埼玉医大の臨床腫瘍科では、心筋梗塞や重症糖尿病をもっている患者さんも診ている。日本のがんセンターは独立型なので、重い合併症のある患者さんには十分な対応ができません。がんはお年寄りの病気なので、ある意味では総合医療であるべきです。大学に講座をつくり、将来、外科にいく医師でも、抗がん剤を使うには知識がないとだめだ、という教育をしないといけない。

小川――国や医療全体の政策として、「腫瘍内科」という概念をつくる必要がありますね。

やっぱりセカンド・オピニオンが重要

浜――いま、インターネットも含めたメディアには、さまざまな情報が流れます。患者さんは、いい治療をどのように選択すればいいのでしょうか。

小川――主治医以外の医師の意見を聞く、セカンド・オピニオンというシステムを活用し、いろいろな人の意見を聞いて治療を決められたらいいと思います。日本ではまだ、主治医が気を悪くされるから、という方が少なくないですが、特にがんになったら必ずセカンド・オピニオンを聞く、ということをすすめます。

佐々木――いま患者さんは、自分の治療の正確な情報を求めています。抗がん剤を使っても意味がないのでは、というような状況でも、なにかやってほしい、といわれる患者さんが増えていますね。

浜――それは、危険だという情報はあまり広告に載らないけども、いい加減な、効くという情報はなんぼでも広告に載ることで、期待感があまりにも高まりすぎているように思うんですよね。

佐々木――メディアはね、両極端なんですよ。抗がん剤に対して悲観的にキャンペーンを張る一方で、「劇的に効く」というバラ色の報道もする。民間療法についても軽率に載せすぎです。医師、製薬企業、患者さんだけではなく、メディアもきちんとした捉え方をしないと、世の中を誤る方向に導いてしまうことになる。かつて『朝日新聞』は、イリノテカン無用論のキャンペーンを張りましたが、その後、イリノテカンが大腸がんや小細胞肺がんに有用な薬であることが証明されても、その事実をほとんど伝えていません。

小川——確かに、抗がん剤は悪者にされることが多いけども、抗がん剤自体は決して悪くない。現在のところは、使い方や認識が悪いんです。多くの場合、抗がん剤は延命、症状を緩和するために使われています。単剤での有効率は二〇〜三〇%。しかし、たとえ効かなくても毒性は一〇〇%出る。そのことを治療をする側も患者さん側も、よく理解する必要がある。そして、それを治療するときに、きちんと伝えていかないといけないですね。

浜——寿命を延ばすということは抗がん剤治療の非常に重要な目的です。しかし、いまの抗がん剤治療では、腫瘍は小さくなったが寿命が延びない、症状も緩和しない、ということが起こります。そのことを患者さんは認識し、セカンドオピニオンを受けるなどして冷静に判断してほしいと思います。でも、どの施設が安心できるか、ということはわかりにくい。専門家の方々で、丁寧な説明をして安全をきちんと確保する、そういう実績をつくっていただき、患者さんが安心して病院にかかれる環境を広めていただけることを願っています。

二〇〇四年四月八日、都内にて

(注1) その後公開されたイヌの毒性実験では、肺炎+肺虚脱をはじめ、肺病変が高率に認められた。

(注2) その後、二〇〇五年一月に承認されたが、医薬ビジランスセンター(薬のチェック)の検討では、適切に評価された臨床験がなかったため、現時点での評価判定は「保留」(詳しくは『薬のチェックは命のチェック』No.21参照)。

副作用の初期症状を見逃さない

副作用は、どれほど起きているものなのでしょうか。米国の調査によると、入院患者の一五人中一人の割合で、入院継続が必要か、後遺障害などの重い副作用が起き、そのうち二〇人に一人（全入院患者の三〇〇人に一人）が死亡したとされています。全米規模にすると、年間二〇〇万人に重い副作用が起き、一〇万人が死亡したことになります。日本の人口に換算すれば、一〇〇万人に重篤な副作用が起き、五万人が死亡することになります。

この米国の統計は、副作用の定義をより狭くとり、因果関係の確実性が低い例は除外しています。過剰使用など不適切な使用例や、長期使用による発がんの害なども除かれています。こうした例を含めると、さらにたくさんの人が薬剤の害で苦しみ、死亡していることになります。日本で年間五万人というと、肝硬変と肝がんによる死亡者数を合わせたくらいの人数で、死因の第五位。たいへんな数です。大きな薬害事件といえども、氷山の一角ということにさえなります。

入院していない人や、本来は必要ない人にまで薬が使われていることがあります。たとえば、これまで取り上げてきたコレステロール低下剤や降圧剤は、本来健康で薬剤など必要ない人にたくさん使われています。高血圧を新ガイドラインの基準で治療すると、心筋梗塞になる人が八〇〇〇人減っても、死亡する人が四万人以上増えることになりかねません。長期の害を入れると、薬剤による死亡ははかりしれません。

適切な使用でも起きる副作用に注目

副作用は軽くてもないほうがよいと思っている人は多いと思いますが、軽い副作用症状はあったほうがむしろよいのです。というのは、軽い副作用症状が起きるということは、その薬が効きすぎていることを示すはじめの徴候であることが多いのです。死ぬかもしれない害、重大な後遺症につながる害を予防できるかどうかは、重症になる前の初期段階で早く副作用に気づけるかどうかにかかっています。軽い症状がない場合、知らず知らずのうちに血液中の薬剤の濃度が高まり、副作用があらわれたときには、命にかかわることになりかねないのです。

たとえば吐き気止めのメトクロプラミド（商品名「プリンペラン」など）による、筋肉が自分の意思とは無関係に動いてしまう筋緊張異常反応は、不快でびっくりするような副作用ですが、服用を止めれば元に戻ります。しかし、その副作用が少ないドンペリドン（商品名「ナウゼリン」など）は、過剰になると重い不整脈を起こして死ぬことがあります。

もとの病気が悪化したのか副作用なのか、見分けがつきにくいものも見逃されやすく、しばしば重篤で命にかかわることになります。その代表が、解熱剤として使用される非ステロイド抗炎症剤

（ＮＳＡＩＤｓ）による脳症、多臓器不全症候群（注１）です。

薬剤によるけいれん、あるいは薬剤による低血糖が原因で起きるけいれんのために低酸素性脳症を起こし、寝たきりになったり、知的障害など重い障害を残す場合もあります。長期使用後には発がんの可能性が高いものも、命にかかわる副作用といえます。

テオフィリンによる吐き気や嘔吐を見逃して使用し続け、脳症後遺症を起こした子の例もあります。死亡にいたるような重大な反応が、どのような症状ではじまるかは大切な情報です。医師、薬剤師にしっかり確認してください。

また、一日一回の服用で済む薬は便利ですが、副作用が起きたときに中止しても、血液中に薬が残っている時間が長いので、副作用の害が長引き命にかかわることや、重い障害が残ることにつながりやすいということにも、注意しておいてください。

医原病と害反応カスケード

患者本人や遺族が訴えて裁判になっている例は、多くの場合が、医療行為が別の病気をつくった結果です。そういう意味で「医原病」というべきものです。

たとえば、急性喉頭蓋炎（注２）に、ほとんど不要な非ステロイド抗炎症剤とステロイド剤を使っていたら胃腸症状が出てきた六〇歳代の男性の場合。原因薬剤である非ステロイド抗炎症剤とステロイド剤を中止すれば、胃腸症状は消失し問題はなかったのに、医師は用量を少し減らしただけで、胃・十二指腸潰瘍の治療薬剤を新たに追加しました。胃潰瘍は進行し、とうとう胃の動脈が切れて吐血し、ショック状態になりました。ここで、点滴で水分を補給すればよいのに、昇圧剤を急速に点滴したために血圧が上がりすぎて嘔吐し、止血しかけていた動脈からまた出血してしまいました。胃潰瘍にはせいぜい一アンプルしか必要のないH２ブロッカー（商品名「タガメット」）を早く効かせようと四アンプル点滴したところ、患者はけいれんを起こし、心停止。胃の手術はなんとか終えましたが、敗血症を起こして多臓器不全で亡くなりました。ある県立病院での実例です。

裁判例では、たいていがはじめの軽い副作用のときに原因薬剤を中止すれば症状は治まるのに、中止せずに、新たに起こった病気（症状）の治療薬剤を追加しています。そうしているうちにもとの病気も悪化し、しかも新たに追加した薬剤の害が出てくる。またまた新たに治療薬剤を追加する。連鎖的に害が広がっていくので、私は「害反応カスケード」、または「害反応連鎖」と呼んでいます。

「医者にかからないのは、中くらいの医者にかかったのと同じ」という諺が中国にあるそうですが、薬害はこのことをもっともよく表していると思います。

利益より害が大きい薬剤は使わない

薬剤そのものが、利益より害のほうが大きい場合があります。たとえば抗がん剤の価値は、少なくとも寿命が延長することですが、肺がん用の抗がん剤「イレッサ」（一般名・ゲフィチニブ）は、四つの大規模な臨床試験により、寿命の延長効果はなく、逆に寿命が縮まる可能性さえあることがわかりました。そのため米国では新規患者への使用が禁止されましたが、日本ではまだその措置がとられません。利益を得る人より、害をこうむる人のほうが多い、悪い薬（本来「薬」とはいえない毒）の典型です。

これまで見てきたように、害のほうが利益より大きいことがわかっているものは、いかにうまく使おうとしても害のほうが大きいのです。したがって、そうした悪いものは選ばないように、というのが、本書の狙いです。

「薬は今後、安全になっていくのか」。最後は今後の見通しについてみることにします。

（注1）一般には「インフルエンザ脳症」と呼ばれているが、脳症だけでなく肝・腎・心臓など多くの臓器が同時に冒されるので、筆者は「解熱剤による脳症・多臓器不全症候群」と呼んでいる（四八ページ参照）。

（注2）声帯の上にある喉頭蓋という場所が、細菌感染で炎症を起こす。小児では放置すると致命的になりうる感染症。

死亡や重大な後遺症を生ずる可能性のある重篤な反応（副作用）とその初期症状

重篤な害反応（副作用）	アレルギー	過敏	過量・中毒	主な原因薬剤	初期症状
1）アナフィラキシー（ショック）	○			種々	ジンマシン、クシャミ、目の充血
2）アスピリン解熱鎮痛剤喘息		○ *a		アスピリン、NSAIDs	喘鳴はあるがジンマシンなし
				ある種のステロイド剤	喘息発作の増悪
3）非ステロイド抗炎症剤によるショック		○		NSAID（特にボルタレン坐剤）	血圧低下
4）過量・中毒型ショック			○	抗不整脈薬、抗精神薬	冷汗、脱力感、尿量減少
5）不整脈、心停止、突然死			○ *b	抗不整脈剤、向精神病剤 制吐剤、抗ヒスタミン剤	眠気、けいれん、動悸、失神 初期症状のある薬剤を選ぶ
			○	ベロテックエロゾル	重症発作（低酸素）時、心停止
呼吸抑制			○	オセルタミビル（タミフル）	特になし。低体温、頭痛、嘔吐に注意
6）徐脈、心ブロック			○ *b	Ca拮抗剤、ジギタリス、βブロッカー、インターフェロンなど	ときどき力が抜ける、ふらつく、倒れる
7）けいれん			○ *b	抗ヒスタミン剤、抗生物質	筋肉のピクツキ、けいれん
				抗菌剤、テオフィリン	吐き気、嘔吐、頭痛
8）腎障害（腎尿細管壊死、腎不全）			○	NSAIDs、アミノグリコシド	体重増加、無尿、浮腫
腎炎	○			種々	
9）TEN、スティーブンス・ジョンソン症候群	○			種々	咽頭痛、口内疹、地図状発疹、全身紅斑
10）輸血不適合、血清病反応	○ *c			不適合輸血	悪寒、発熱、ショック

重篤な害反応（副作用）	アレルギー	過敏	過量・中毒	主な原因薬剤	初期症状
11）再生不良性貧血	○		○		動悸、ふらつき、めまい
溶血性貧血	○		○	種々	動悸、ふらつき、めまい
無顆粒球症	○		○		咽頭痛、悪寒、発熱
血小板減少	○		○	抗がん剤、H2拮抗薬	ほとんど症状なし、検査で検出
12）肝炎、肝壊死 *d	○			種々、NSAIDs	黄疸、傾眠傾向、昏睡
薬剤過敏性肝臓炎	○〜			種々	全身倦怠感、吐き気、黄疸
13）過敏性肺臓炎、間質性肺炎	○〜	○		インターフェロン、小柴胡湯	咳、息切れ、呼吸困難
急性肺傷害〜肺線維症			○	イレッサ、ブレオマイシン	咳、息切れ、呼吸困難
呼吸抑制			○	安定剤、タミフル	呼吸微弱、回数減少、睡眠時突然死
気管支けいれん喘鳴			○	βブロッカー	呼吸困難
		○	○ *e	プロスタグランジン	チアノーゼ
14）消化性潰瘍（出血、穿孔）			○	NSAIDs、カリウム剤	胃痛、吐血、下血
虚血性大腸炎、腸穿孔				NSAIDs、エフェドリン	下血
壊死性腸炎、耐性菌性腸炎、敗血症			○	抗生物質、ロペラミド	下痢、血便、ショック
15）副腎抑制			○	ステロイド	中止後発熱、全身脱力
				フルチカゾン吸入	脱力、吐き気、低血糖、けいれん
16）網膜症、白内障			○	ステロイド抗結核剤	視力低下、眼痛
緑内障、聴力障害			○	抗コリン剤、抗生物質	耳閉感、耳鳴り、フラツキ
17）低血糖昏睡、けいれん、ショック			○	血糖降下剤、インスリン	冷汗、嘔気、食欲低下
			○	去痰剤、抗ヒスタミン剤	動悸、眠気、昏睡
18）脳炎、脳症、せん妄、幻覚			○	抗がん剤、抗生物質	意識混濁、脱力、幻覚、けいれん
異常行動、事故死			○	H2ブロッカー、タミフル	認知症様症状が急速に出現

重篤な害反応(副作用)	アレルギー	過敏	過量・中毒	主な薬剤	初期症状
19) ライ症候群、脳症 - 多臓器不全症候群		○		アスピリン、NSAIDs	意識混濁、脱力、けいれん
20) 神経障害			○	インターフェロン コレステロール低下剤	しびれ、細かいけいれん 筋肉痛様の痛み、排尿障害等
21) 精神症状、依存、禁断症状 **自殺念慮、自殺企図、自殺**			○ ○	ステロイド、ハルシオン 抗うつ剤(特にSSRI)	健忘、不安、せん妄、幻覚、被害妄想、異常行動、殺人 自殺したくなる、18歳未満には禁忌
22) 筋肉萎縮 **筋融解** **悪性症候群** **悪性高熱**		○(悪性高熱)	○(筋肉萎縮) ○(筋融解) ○(悪性症候群)	コルチコステロイド コレステロール低下剤 向精神病薬、制吐薬	起立不能 全身痛 全身痛、発熱、興奮
23) 感染重症化、DIC **感染性ショック**			○ ○	NSAIDs コルチコステロイド、NSAIDs	解熱後再度発熱、脱力 嘔気、食欲低下
24) 出血、出血傾向			○	ワーファリン、シオマリンなど	鼻出血、歯茎出血など
25) 発がん			○	種々	
26) 奇形、胎児毒性			○	種々	

上記のような重篤な反応を生ずる薬剤に対して影響する疾患(禁忌疾患)や相互作用する薬剤は特に重要

*a：アスピリン以外のNSAIDs(非ステロイド抗炎症剤)で生ずる喘息の誘発もアスピリン喘息であり、アスピリン喘息患者はほかの大部分のNSAIDsでも喘息が誘発されるので、筆者らはアスピリン解熱鎮痛剤喘息と呼んでいる。起こり方は、過敏反応であるので過敏反応に入れたが、薬理作用(プロスタグランジンの合成阻害)5に関連したものである。

*b：アナフィラキシー型ショックの症状として、不整脈や心ブロック、けいれんなどを生じることはありうる。

*c：起こり方はアレルギー(免疫的機序)だが、不適合で確実に反応は生ずる。

*d：ステロイド離脱療法やインターフェロン、セロシオンなどによる重症肝障害(劇症肝炎)は通常肝炎が過剰な反応により劇症化すると考えられている。

*e：プロスタグランジン製剤ではおもに薬理作用が関係したものだが、アレルギー性の機序によるものもありうる。

病気をよくし、症状を軽くするために使った薬で命を落とさないようにするためには……

1・不要な薬は使わない

2・必要量だけ使って不要になれば止める（特に対症療法用の薬剤）

3・軽い副作用がなく、命にかかわる副作用が出るかもしれない薬は避ける

4・重い副作用の前に、軽い副作用症状が出るか血中濃度を確認できる薬を使う

5・軽い副作用が出たら中止する

6・どうしても必要な薬は、血中濃度などを測定・確認のうえ量を決めてもらう

7・命にかかわる重い副作用が出たら、疑わしい薬は即中止、治療手段があれば治療する

8・致死的副作用は治療不可能なことも多いので、起こらないようにすることが大切

良い薬は生まれる？　薬の暴走は止められる？

良い薬が生まれ、悪い薬（？）は使われずに、薬害がなくなることは、私たちの強い願いです。でも最近では、企業の「薬害隠し」が巧妙になってきています。

科学的に適切な研究のみが論文になり、その情報が開示されてバランスのよい情報のみが普及すれば、ＥＢＭ（科学的根拠に基づく医療）は普及するはずです。しかし最近では、逆行している傾向が見られます。薬害を検知し、防止する仕組みは、見かけは改善されているようで、実態は貧弱なままです。むしろ肝心なところで、無効・有害なものが生き残るように工夫されてきています。

その傾向は日本だけではなく世界的に非常に大きな流れとなっていて、よほど注意深く監視しながら情報開示を実現させないかぎり、巧妙に隠された「無効」、あるいは「危険性」を示す情報を、見抜くことが困難になってきています。

一九六〇年代、適切な規制の実施

安全で有効な薬剤を生むための規制は、薬害を教訓としてなされてきました。米国では一九三七年にサルファ剤（抗菌剤）のシロップとして、凍結防止剤にも使われるジエチレングリコールが用いられ、これで一〇〇人以上の子が死亡する事故がありました。その後、消費者運動ともあいまって、一九三八年に「安全性確保」を目的とした「薬事法」が制定されました。

一九六一年に判明したサリドマイド事件は世界的な規模の薬害事件となり、各国で厳しい医薬品規制が行なわれるようになりました。米国では一九三八年の「薬事法」のおかげで未然に防止されましたが、一九六二年、医薬品の有効性確保のための修正薬事法が成立し、承認の根拠として二つのランダム化比較試験（RCT・以下、比較試験、注1）が要求されるなど、医薬品承認のための有効性と安全性の証明に関する重要な事項が規定されたのです。

日本では、一九六七年に基本的には二重遮蔽法（比較試験）が要求されるようになり、世界的に見ても進んだ情報公開制度（学術論文として医薬品情報の公開を義務づけた「公表要件制度」）が発足しました。一九七〇年以降、キノホルム（スモン）やクロロキン（網膜症）による大型薬害が相次いで判明し、一九七九年に薬事法が改正され、副作用被害救済制度も創設されました。

学問の分野では、一九六〇年代以降、高血圧や糖尿病、高脂血症、がんなどの慢性病に用いる薬剤は、長期の比較試験による寿命延長の確認が必要であるとの考えが確立され、初期の降圧剤では見事に寿命の延長が証明されました。

一九六〇〜一九八〇年代には、現在「必須薬」として医療の場で用いられている画期的な新薬が次々と開発されました。一九六〇年代に強化された規制のもとでも開発は可能であったからです（ただし、日本では一九八〇年代からすでに物まね製品がほとんどであったため、データ操作が盛んに行なわれた)。

学問の分野では、薬剤疫学や医療技術評価、臨床疫学(一九九〇年以降EBMと呼ばれはじめて普及)、システマティック・レビューの手法による薬剤をはじめ医療技術の総合的評価(注2)が、コクラン共同計画(世界規模での医療の評価プロジェクト)を中心に進められるようになってきて、厳密な科学的手法による薬剤評価の基盤がきちんと整備されてきたのです。

一九九〇年以降、価値ある新薬が減少

しかし、当初成功していた手法による効果や安全性の証明が、その後はだんだん困難になってきたのです。最初の降圧剤は、長期臨床試験によって寿命延長効果が得られたのですが、その後、長期臨床試験(高血圧、糖尿病、高脂血症)では、肝心の寿命延長効果が証明されないだけでなく、循環器病死亡など減らそうとした病気さえ逆に増加する、などといった予想外の結果が相次いだのです。

そのうえ、一九九〇年までに、基本的に医療に重要な薬剤は、ほとんど開発され尽くされてしまいました。一九九〇年以降は、オメプラゾール(プロトンポンプ阻害剤)と抗HIV(エイズウイルス)剤以外に、多数の人によい影響を与える「真の進歩」といえるような新薬は、世界的に見てもほとんど開発できなくなったのです。当然、一九六〇年代以降の強化した規制のままでは、医薬品としての承認を得ることが困難となってきました。

そこで、一九九〇年代に入ってからは、規制を強めすぎたことを、企業や行政側では逆に反省しはじめたのです。

製薬企業のあくなき戦略

いまや製薬産業は、各国の医薬品行政、医学界のみならず、WHO（世界保健機関）さえをも動かす大きな組織と資本を有し、「シンジケート」ともいうべき一大勢力となってきています。その戦略は次のとおりで、世界的な規模で展開されているのです。

①データ操作

一九九〇年代に入り、以前にも増して「有効で安全」の証拠となる研究が重視されるようになってきました。その建前は守りつつ、嘘はつかず、よく見せ、真実と逆のことをいかにいうか、が求められるようになってきました。二〇〇三年一二月に英国医学会報誌（BMJ）にパロディとして登場したHARLOT社は"How to Achieve positive Results without actually Lying to Overcome the Truth"（真実をごまかすためにうそをつかずによい結果を出すこと）を請け負う、架空の会社です。現実には、それをはるかに超えるデータ操作が繰り広げられています。

学問の進展に対応するとの建前で、一九九〇年代初頭から、日・米・EU（欧州連合）の製薬企業と行政当局がICH（日米EU医薬品規制調和国際会議）を組織し、審査情報を三極で共有するためのガイドラインをつくりはじめました。一見進んだ面をもっていますが、決定的に不都合な面は、一番レベルが低い部分に合わせることでハーモナイゼーション（調和）が進められ、これに準拠して、各国で法整備が進められてきたことです。たとえば、決定的な害反応（副作用）を医師が勝手に「関連なし」と断定する方法は、日本の専売特許でしたが、ＩＣＨのガイドラインでこれが取り入れられ、世界中でデータ操作が合法化されるようになってきました。

②対象患者の拡大

多くの人にほんとうに役立つ画期的な新薬が出ないのであれば、既存の薬剤がたくさんの人に使われるようにする――これが一番てっとり早い方法です。そのためには、診断基準の検査値などを変えて、これまで健康とされていた人を新たに病気にしてしまう方法が一番早道です。そのほか、適応年齢を拡大する、自然に治る病気をこわい病気とあおって薬を使わせる、などの「方法」があります。

製薬企業のその根拠として重宝されるのが、先述したＨＡＲＬＯＴ社による情報操作です。検査値の基準を操作して、健康な人を病人にする典型は、コレステロールと血圧です。もっとも長生きの人（コレステロール値２２０～２８０mg／dL）が病人（高脂血症）にされ低下剤を処方されて、ならなくてもよい病気（感染症やがんなど）にされています。血圧の治療目標値もほんとうに異常です。低く設定されすぎて降圧剤が処方されすぎ、病気は逆に増え寿命が短くなり、自立度も低くなってしまっています。抗インフルエンザウイルス剤「タミフル」やインフルエンザワクチンは、自然に治る病気を「こわい病気」と恐怖心を植えつけ、わずかなタミフルの効果で「早く治る」といって、あるいはまったく効果がないワクチンで「予防できる」といって薬を使わせる方法の典型といえるでしょう。

③各界（官・学・メディア・患者）への資金提供

日本や米国、欧州の主要国では、国の規制当局の運営資金は、企業からの資金にほぼ一〇〇パーセント依存しています。医・薬学系大学の研究は製薬企業の資金なしには成り立たず、大学への「寄附」講座がたいへん盛んです。医・薬学系の学会の運営、雑誌の運営も製薬企業からの資金に大きく依存しています。マスメディアも製薬企業の広告なしには成り立ちません。企業は薬剤使用に批判的でない患者グループを育成するために、資金を提供し、批判的になれば資金提供を中止します。いまや、あらゆる情報源が製薬企業の資金で偏りができているといえるでしょう。

④不都合なデータは公表しない

情報公開は時代の流れです。しかし、こと医薬品にかぎっては時代に完全に逆行しています。これは世界的に共通した現象です。特に日本は、欧米ではできていなかった学術論文としての情報公開を、欧米の低いレベルに合わせる形でハーモナイゼーションし、廃止してしまいました。企業にとって不都合なデータの公表はできるだけ遅くし、よい結果だけを先に公表したいと思うのは当然でしょう。都合の悪いデータは、市販後「良い新薬」との評価ができあがってから、そうっと公表する。これが常套手段になっています。

現在、「臨床試験の登録制」が情報公開の切り札のようにいわれ期待されていますが、これでほんとうに情報公開となるのでしょうか。その趣旨は基本的に重要ですが、過大な期待をするとまたもや裏切られることになりそうです。すでに米国研究製薬工業協会を中心として、製薬企業が自ら工夫した抜け道を堂々と公表しています。抗肺がん用剤「イレッサ」の臨床試験（ＩＳＥＬ試験）で、すでに実行に移されています。メーカーにとって都合の悪いことを隠すために、都合のよい部分を取り出して、さも妥当で有効であるかのように印象づけるのです。登録がされても公表段階で種々の操作が加えられるのを規制できなければ、登録の意味はなくなるでしょう。

⑤市民への直接宣伝

医師が処方する薬剤の市民への直接宣伝が、米国では解禁されています。日本など禁止されている国でも、マスメディアをうまく利用して実質的な宣伝がなされています。タミフルは世界の売上の八〇％以上を日本で使っているのですが、マスメディアをあげて「インフルエンザの恐怖」を煽ったことが大きな要因でしょう。

市民と医薬専門家の国際的協力が不可欠

こうした「対策」の結果、登場してきたのが世界的な大型新薬のスタチン剤（コレステロール低下剤）やアンジオテンシンⅡ受容体拮抗剤（ＡＲＩ）、グリタゾン剤（ピオグリタゾンなど）、選択的セロトニン再取り込み阻害剤（ＳＳＲＩ）、アトピー性皮膚炎用免疫抑制剤（プロトピック軟膏）、抗インフルエンザウイルス剤（タミフル）、「分子標的薬」系の抗がん剤（イレッサ）などです。

製薬企業と行政当局、医学者による証拠づくり、病気づくり、情報隠しを正当化するガイドラインや法規制整備の動きは、今後もますます組織的かつ計画的になるでしょう。この動きを変えさせるには、そのデータ操作を見抜き、健康と病気をきちんと区別し、企業と国に情報公開を迫り、市民と医薬専門家（医師・薬剤師）と、医薬品情報誌である『薬のチェックは命のチェック』（ＮＰＯＪＩＰ）や『正しい治療と薬の情報』（ＴＩＰ）など、独立中立の「医薬品情報誌」が国際的な協力体制をとり、問題点を指摘し、行動していく必要があると痛感いたします。

良くも悪くも、日本で承認される薬剤は世界共通のものが多くなってきています。そのため、プロトピック軟膏やイレッサ、アクトス（糖尿病用剤）、フルチカゾン（喘息用吸入ステロイド剤）など、医薬ビジランスセンター（薬のチェック）で分析し、発信してきた情報が、世界に役立つ医薬品情報となってきています（注3）。また、諸外国の医薬品情報誌が検討した情報が、日本の人々に不可欠な情報となっています。

『薬のチェックは命のチェック』も加盟しているＩＳＤＢ（国際医薬品情報誌協会）では、二〇〇五年九月に総会を開催し、ＩＣＨなどによる規制の問題、情報公開を迫ることの必要性を再確認しました。今後も『薬のチェックは命のチェック』を通じて、世界に情報を発信する活動を展開していくつもりです。

（注1）薬効を確認するため、薬剤の候補を使う人と使わない人を公平に分けて結果を適切に見る臨床試験の方法。「くじ引き試験」とも呼ばれる。

（注2）世界中に存在するＲＣＴなど良質の臨床試験報告を徹底的にもれなく検索し、その質を評価したうえで、総合して評価する方法。

（注3）プロトピック軟膏は、『薬のチェックは命のチェック』が日本で問題にした直後から、ＦＤＡ（米国食品医薬品局）でも発がん性を問題にしはじめ、イレッサはメーカーが欧州における承認申請を取り下げた。

薬のチェック10カ条

1. 栄養は最良の薬：よいバランスと適量の食事で「薬不要の体づくり」を
2. コレステロールは基準値よりも高めが長生き：コレステロール低下剤で下げないで
3. 高血圧は薬で下げない：高くなる原因を見直そう
4. 糖尿病に粗食は禁物。飲み薬は不要：必要になったらインスリンを使う
5. かぜやインフルエンザに薬は不要：解熱剤もタミフルも抗生物質も不要
6. 不安は問題解決の原動力。少し不眠くらいが長生き：睡眠剤や安定剤に頼ると大病を抱えるのと同じ
7. よく知られた薬でほとんどの医療は可能。新薬はたいてい疑問
8. 仕組まれた「病気づくり」にだまされない！
9. 薬のチェックは命のチェック！：あなたの薬、もう一度チェックを
10. 良い薬をよく知り、正しく使おう

あとがき

薬への疑問はいまにはじまったことではない。

医学の基礎的知識に関して理路整然と話をする教授が、こと薬物治療のことになると、とたんに「いい加減」な話をする。学生時代からそう感じていた。薬剤の害は軽視され、よい面だけが強調されている。効くという証拠がないのに、国が承認を与え、大学の教授ほか権威筋の医師が率先して使い、多くの医師がそれを真似る。国民皆保険制度が施行され、薬価差益（公的薬価と医療機関の仕入価格の差）で誘導され、新薬の多剤処方にほとんど無条件に健康保険が適用され、医療費が支払われ、医師の多剤処方習慣は完全に定着した。

私自身が医師になり、薬剤を処方するようになったとき参考にすべき本は、外国のものに頼らざるをえなかった。そして、勤務医時代の一九八六年、別府宏圀氏とともに医師、薬剤師向けの薬の情報誌を創刊した。『正しい治療と薬の情報』、通称ＴＩＰ誌である。

ＴＩＰ誌を出しながら、国際的にもよい評価が定着し、標準治療となっている価値の高い薬が安く、日本独自のもの、有効性や安全性があやしく評価の定まっていない新薬、つまり価値の低いものが高価になっているように感じていた。

「はじめに」でも述べたが、この価値と価格の逆転現象を一九九四年、九五年に実施した薬価の国際比較調査と一連の新薬評価で実証することができた。この価値と価格の逆転現象に象徴される仕組みによって薬害がつくられていることもはっきりしてきた。それをまとめたのが『薬害はなぜなくならないか』（一九九六年、日本評論社）である。翌年、系統的に薬をチェックする仕事に専念するために、病院を辞し、二〇〇一年には一般市民にも読みやすい薬の情報誌『薬のチェックは命のチェック』を創刊した。

本書は、『薬のチェックは命のチェック』誌や、ＴＩＰ誌『正しい治療と薬の情報』に書いた内容を基本として、二〇〇三年七月から二年間余り、ほぼ一か月に一回のペースで『週刊金曜日』に連載してきた記事がもとになっている。

同様の趣旨で書いた『薬と毒の見分け方』（『朝日新聞』連載コラム「薬の診察室」をまとめたもの）は、表題は少々どぎついが、内容はやや厳しさを抑えたものであり、個々の薬の評価にはあまり触れていない。一方本書は、ずばり「良いものは良い」「悪いものは悪い」と明快に区別したリストをふんだんに掲載した。これは、ひとえに、『週刊金曜日』が企業の広告なしに独立して出版されているから、つまり『薬のチェックは命のチェック』やＴＩＰ誌とまったく同じ趣旨で運営されている独立した週刊誌だからできたことであろう。

「良い」「悪い」の分類は、「日本の必須薬」をテーマにした二〇〇二年の医薬ビジランスセミナーに向けて実施した日本の薬剤の総当たり評価がもとになっている。その後も次々に発売される新薬についても、『薬のチェックは命のチェック』の特集に合わせて評価していった。さらには特に問題のある薬剤、最近では、イレッサ、プロトピック軟膏、フルチカゾン、タミフルなどについて集中的に検討し、TIP誌などに書いた内容も反映させている。

『週刊金曜日』の特集に合わせた評価が先行したものもある。特にフルチカゾンについては、『週刊金曜日』の原稿を書いている最中に知り合いの小児科医から情報が寄せられて緊急に評価したところ、危険と考えられたので「危険」に分類した。そのため、TIP誌読者の医師から「金曜日の読者から指摘されて面食らったが根拠はどうなのか」という問い合わせがあった。その直後に添付文書の注意書きの改訂がなされた。その後調べるにしたがい、その危険性は確かであるとの確信は深まっていった。一方、すでに連載で記載したテーマについてその後新たな情報があっても、連載に反映させることはむずかしい。そこで、本書では、そうした最新情報を取り入れ、加筆訂正した。

医薬ビジランスセンター（通称＝薬のチェック）は、二〇〇〇年四月に特定非営利活動（NPO）法人となり、二〇〇一年一月から季刊誌『薬のチェックは命のチェック』を創刊している（各号の特集は、糖尿病、コレステロール、高血圧、肝炎とインターフェロン、抗生物質、抗生物質その2、必須薬、喘息と必須薬、ステロイド剤、ステロイド剤パート2、睡眠剤と安定剤、かぜとインフルエンザ、不安／パニック障害の薬、胃薬、胃腸薬、フッ素、がんの予防、がん治療の壁、乳がん、前立腺がん、大腸がん、肺がんなど）。医師・薬剤師向けには、オーストラリア治療ガイドラインシリーズ（抗生物質、消化器、鎮痛・解熱、呼吸器、向精神薬、皮膚疾患の六分野が既刊）と、医薬品・治療研究会のＴＩＰ誌（月刊）を出している。本書の内容をより詳しく知りたい方は、これらの情報もお読みいただきたい。そのほか、医薬ビジランスセンターのホームページ（URL http://npojip.org ）も参照ください。

薬以外の病院で聞くさまざまな用語は、『病院で聞くことば辞典』を参照していただくと、本書の内容がよりよく理解できるはずである。

シリーズと本書のまとめにあたっては、『週刊金曜日』編集部の大西史恵さんと、ＮＰＯ法人医薬ビジランスセンター事務局の坂口啓子さんの励ましと適切な助言をいただいた。この場でお礼を申し上げたい。

二〇〇六年　五月

浜　六郎

索　引

太字は一般名を指します。
(一般名を商品名としているものも含む)

あ

アーキンZ　101
アースレナン　30
アーチスト　100
アーチスト錠　100
アーデフィリン　94
IFN αモチダ　141
IFN βモチダ　141
アイオナールナトリウム　81
アイデイト　135
アイデイトロール　65
アイリストーマー　121
アイロミール　94
アインテール　16, 95
アエレックス　144
アエレックスカプセル　60
アカルディ　101
アカルボース　31, 114
アギフトールS　144
アクタミンB6　128
アクタミンC　128
アクタリット　136
アクトス　112, 114, 194, 216
アクトパミン　100
アクリノール液　177
アコレート　94
アサシオン　81
アザチオプリン　137
アザニン　137
アジスロマイシン　164
アジャスト　32
アス・タージス　94
アスコマーナ　81
アスコルチン　128
アスコルビン酸　128
アストプレン座剤　54
アスパラ　142
アスパラドリンクII　177
アスピリン　6, 54, 134, 205, 207
アスファーゲン　145
アスプール　95
アスペイン　54, 134
アスルダム　145
アセトアミノフェン　6, 43, 53, 54, 131, 134, 169
アセトヘキサミド　114
アゼルニジピン　66
アソザート　67
アダラート　66
アデコック　16, 95
アテネジン　150
アテネミール　106
アテネメン　134
アテノート　100
アデノシン3リン酸2ナトリウム　144
アテノセーフ　65
アデノック　135
アテノロール　65, 106
アデホス　144
アデホビルピボキシル　142
アデラビン9号　145
アデリール　101, 129
アデロキシン　128
アテロパン　60
アトクイック　23
アドソルビン　30
アトニン（01、05）　120
アドバフェロン　141, 151
アドパン　119
アトミフェン　134
アトモラン　144
アトリプタール　74

アラバ　137
アリカンテ　100
アリセプト　148, 151
アリスメット　135
アリナミン　129
アリナミンF　129
アルサルミン　23
アルセチン錠　59
アルセノール　106
アルテクリン錠　59
アルデシン　94, 157
アルテス　60
アルトサミン　23
アルドメット　65
アルピニー　54
アルファカルシドール　127
アルファロール　127
アルフィブレート　59
アルフィブレートカプセル　59
アルペン子ども点鼻シロップ　16
アルペンうがい　176
アルボ　136
アルメタ軟膏　85
アルメディ鼻炎錠　16
アレグラ　12, 15, 95
アレトン　16
アレルナート　94
アレンフラール　164
アローゼン　32
アロカ　23, 31
アロシトール　135
アロセンド　32
アロチーム　135
アロック　135
アロテックエロゾル　95
アロファルム　80
アロプリノール　133, 135
アロリン　135
アンカロン　107
アンギナール　106
アンジーフ　135
アトルバスタチン　59
アトロピン　23, 26, 33, 151
アトロベント　94
アナフラニール　74
アニスタジン　65
アニスト　100
アニベソールSR錠　59
アニミング　15
アニルーメ　54, 134
アネトン　16
アノプロリン　135
アピラコール　67
アビリット　24
アプコーン　164
アプシード　164
アプリノール　135
アプレース　23
アプレゾリン　67
アフロギス　54
アベマイド　114
アポスティーローション　177
アポノール　150
アポプリール　65
アポプロン　67
アマンタジン　41, 150, 151
アミオダロン　107
アミサリン　107
アミトリプチリン　74
アミペニックス　163
アミプリン　74
アムコラル　101
アムシノニド　85
アムゼント　95
アムリノン　99, 101
アムロジピン　33, 66
アムロジン　66
アモキシシリン　23, 163
アモセパセン　163
アモバルビタール　81
アモリン　23, 163
アラニジピン　66

インタール　15, 94
インダパミド　66
インデラル　65
イントニス　100
インドメタシン　33
インドメタシン・ファルネシル　136
イントロンA　140, 141, 151
インフリー　136
インフリキシマブ　137
インフルエンザワクチン　34, 35, 36, 37, 38, 39,213

う

ヴィックスヴェポラップ　175
ウインクルN　150
ウインタミン　74
ウキサモール錠　60
ウデキノン　129
ウブレチド　31
ウルグート　24
ウルソ　145
ウルソサン　142, 145
ウルソデオキシコール酸　145
ウルソトラン　65
ウルチオU　144
ウルデナシン　145
ウロリープ　137

え

AD　118
ATP　144
エイムゲン　144
A型肝炎ワクチン　144
エカベトナトリウム　23
エラカコール　67
エクラークリーム　85
エクラー軟膏　85
エシドライ　67
エスダブル　74
エストロゲン　117
エセブロン　127
アンジュ28　120
アンスノール　176
アンテベートクリーム　85
アンテベート軟膏　85
アンピシリン　163
アンヒバ　54
アンピロキシカム　136
アンフラマイド　100

い

イータップS　127
ELPカプセル　60, 144
イコサペント酸エチル　60
イセプレス　66
イソクリン　80
イソコロナールR　106
イソプレナリン　90, 95, 107
イソミタール　81
イノバン　100
イフェンプロジン　150
イブジラスト　150
イブステン　106
イブプロフェン　54, 134, 169
イプラトロピウム　94
イブロノール　150
イミプラミン　33
イムラン　137
イリノテカン　31, 192, 193, 198
イレッサ　31, 189, 193, 194, 195, 203, 206, 215, 216, 217, 221
イワトミド　16, 95
インスリン　108, 109, 110, 111, 112, 113, 115, 206, 218
インターフェロン　139, 140, 141, 144, 151, 205, 206, 207
インターフェロンアルファ　139,141
インターフェロンアルファコン―1　141
インターフェロンアルファ―2a　139, 141
インターフェロンアルファ-2b　139, 140, 141
インターフェロンベータ　139,141

エレメンミック　126
塩酸セトラキサート　23
塩酸チアミン　128
塩酸ブホルミン　114
エンセロン　150
エンゾシン　66
エンドキサン　137
エントレゾン　113
エンブレル　135
エンプロスチル　23, 31

お

オイグルコン　113
オイテンシン　100
オーアイエフ　141
オークル　136
オーソ M-21　120
オーツカ CEZ 注-MC　163
オーラノフィン　31, 136
オキサゾラム　80
オキサテクト　95
オキサトーワ　16, 95
オキサトミド　12, 16, 93, 95
オキサプロジン　136
オキサリプラチン　196
オキシトシン　116, 120
オキシトシン注射液　120
オクトチアミン　129
オセルタミビル　40, 41, 151, 205
オダイン　119
オノン　94
オペアミン　113
オムキノン　129
オメプラール　23
オメプラゾール　23, 211
オメプラゾン　23
オラブリス　129
オランザピン　150
オリピス　59
オリフェン　119
オリベス　107
エゼラーム　60
エタネルセプト　135
エダラボン　150
エチセダン　80
エチゾラム　80
エチニルエストラジオール　120, 121
エデュレン　121
エナゼック　60
エナチーム　101, 129
エナラート　100
エナラプリル　65, 100
エナラメルク　65
エナルモン　121
エバスチン　15, 95
エバステル　15, 95
エバチコール P　59
エパデール　60
エパルレスタット　114
エピリゾール　136
エピレナート　74
エフェドリン　14, 169, 206
エフニコール　163
F バニシュ　129
エマベリン　66
エマルック　119
エマンダキシン　80
エミトロン　129
エミナピリン　135
MS コンチン　151
MDS コーワ　60
M.V.I　126
エラシオーゼ錠　60
エラスターゼ　60
エラスチーム錠　60
エリーテン　30
エリオット 21　120
エリカナール　164
エリスモン　60
エリスロマイシン　163
L- オーネスゲン　106
エレメイト　126

カルバクロン　65
カルバペネム　151
カルバマゼピン　74
カルフィーナ　127
カルフェニール　136
カルブロック　66
カルベジロール　100
カルペリチド　97, 101
カルメロースナトリウム　32
ガレシロール　95
カロナール　54, 134
乾燥A型肝炎ワクチン　144
乾燥HBグロブリン　144
肝臓エキス・フラビンアデニンジヌクレオチド　145
肝臓加水分解物　144
カンデサルタン　66
カンデサルタン・シレキセチル　101

き

キシリトール　31
キシロカイン　107
吉草酸酢酸プレドニゾロン　85
吉草酸ジフルコルトロン　85
吉草酸デキサメタゾン　85
吉草酸ベタメタゾン　85
キニジン　31, 107
キネダック　109, 112, 114
キノホルム　4, 210
キプレス　94
キャサリン　100
キャベジンUコーワ　144
キャンフェロンA　141
キュバール　94, 157
強力オキソレヂン糖衣錠　177
強力ネオミノファーゲンシー　143, 145
強力わかもと　176
キョワクロン　113
キランガ　137
キンダベート軟膏　85
金チオリンゴ酸ナトリウム　136
オルシプレナリン　95
オルゾロン　107
オルノプロスチル　23, 31
オンペラン　24

か

ガーランド　95
カイロック　23
ガウトマロン　137
花扇健胃散　175
カコージン　100
カグダリン　30
ガスター　20, 21, 23, 151
ガスター10　169
ガストローム　23
ガスロンN　23
カゼピタンハップ　175
カタセ錠A小児用　177
カタプレス　67
カタボン　100
カチーフN　127
カチレット　66
カドラール　67
カドララジン　67
カトレックス　100
カフェイン　89, 99
カプシール　65
カプトプリル　65
カプトリル　65
カムリード　23, 31
カラシミンC　128
カルグート　101
カルコラ　106
カルジール　134
カルジオブレン　66
カルシタミン　127
カルデナリン　31, 66
カルトニック　101
カルナース　66, 106
カルネート　100
カルノフラール　164

グルタミール　113
クルデアーゼ　114
クレオソート　28, 31
クレスエパ　60
クレストール　59
クレゾール　28
グレリース　136
クロキサゾラム　80
クロチアゼパム　80
クロニジン　67
クロフィブラート　59
クロフィブラートアルミニウム　59
クロフィブラートカプセル　59
クロポリジン　65
クロミッド　119
クロミフェン　116, 119
クロミプラミン　74
クロモグリク酸　12, 15, 94
クロラムフェニコール　161
クロルジアゼポキシド　80
クロルフェニラミン　33
クロルプロパミド　114
クロルプロマジン　31, 33, 74
クロロキン　210
グロンサン　142
グロンサン内服液　177

け

経口広域セフェム剤　164
ケイツー　127
ケイ酸アルミニウム　26, 30, 33
ケーフイ　127
ケーワン　127
ケセラン　74, 150
ケタス　150
ケタンリフト　135
結合型エストロゲン　120, 121
ケトブンＡ　135
ケノデオキシコール酸　31
ゲファニール　23
ゲファルナート　23

く

グアナベンズ　67
クールスパン　24
クシセミン　65
クックール　150
クバクロン　65
クモロール　15, 94
クラウナート　113
グラケー　129
クラビット　164
グラマリール　150
クラミトン　113
クラリシッド　23, 163
クラリス　23, 163
クラリスロマイシン　23, 163
クラリチン　15
クラルート　66, 106
グランザート　150
グランダキシン　80
グランディノ　120
グランパム　80
クリーンファイブ錠　59
クリエイト　23
グリオスチン　106
グリクラジド　113
グリクロピラミド　114
グリコラン　114
グリチルリチン　145
グリチロン錠　145
クリノフィブラート　59
グリノラート　150
グリピナート　113
クリブゾール　114
グリベルチン　145
グリベンクラミド　113
グリミクロン　113
グリミラン　113
グルコバイ　31, 114
グルコン酸カルシウム　33
グルタイド　144
グルタチオン　144

さ

ザーネ　127
サアミオン　150
サイトックD　135
サイトテック　23, 31
サイレース　81
ザイロリック　135
酢酸ジフロラゾン　85
酢酸トコフェロール　60, 127
酢酸ヒドロキソコバラミン　128
酢酸プロピオン酸ベタメタゾン　85
ザナミビル　41
サフラック　54
ザフィルルカスト　94
サブヘロン　54
サプレスタ　66
サラゾスルファピリジン　135
サラゾピリン　135
サリチゾン坐剤　54
サリチルアミド　136
サリチルロン　134
サリドマイド　210
サルタノールインヘラー　94
サルブタモール　6, 90, 91, 92, 94
サルメテロール　91, 95
サルモシン　150
サロベール　135
サワシリン　23, 163
サワタール　65
サワチーム錠　60
酸化マグネシウム　32
サンキノン　129
ザンタック　23, 151
サンナックス　54

し

ジアゼパム　33, 80
ジアベン　114
シーグル　24
シーシーエル　164
シータックC　128
ゲフィチニブ　31, 189, 203
ケフポリン　164
ケフラール　161, 164
ケフレックス　163
ケミスポリン　164
ゲムシタビン　190, 191, 194
ケルナック　23

こ

抗HBs人免疫グロブリン　144
高カロリー輸液用微量元素製剤　126
黄体ホルモン　120, 121
高麗人参エキス（液状）　177
コエンザイムQ　58, 101, 124, 125, 129
コーラック　31, 32
ココナリン　65, 106
ゴスペール・レバー　144
コスミナール　150
コデイン＋エフェドリン　33
コトモール錠　60
コバインター　106
コハク酸メチルプレドニゾロン　156, 157
コパペリドン　30
コバラミンH　128
コリリック　30
コルゲンコーワうがいぐすり123　176
コルサミンS　128
コルソン　157
コルヒチン　133, 135
コレキサミン　60
コレスチミド　60
コレスブレン　59
コレバイン　60
コレミナール　80
コレリット錠　59
コロキノン　129
コロヘルサー　66, 106
コンスーン　80
コントール　80
コントミン　74
コンホルミン注　128

臭化チメピジウム　30
臭化ブチルスコポラミン　26, 30, 33
重曹　23, 134
修治ブシ末　150
ショウキョウ　150
小柴胡湯　142, 145, 166, 206
硝酸イソソルビド　106
小青竜湯　14
小児用フルナーゼ点鼻液 25　16
ジルチアゼム　66, 106
シンクル　163
シングレア　94
シンスタチン　60
シンセペン　163
新タカヂア錠　175
シンベノン　65,100
シンバスタチン　60
新ビオフェルミン S 錠　175
真武湯　150
シンプラール　65
シンメトレル　41, 150, 151
新ユースキン A　177
シンレスタール　59

す

水酸化アルミニウムゲル　33
水溶性アズレン・L グルタミン　23
スイロリン　74
スカイナーいびきスプレー　176
スクラルファート　18, 19, 23, 33
ストレプトマイシン　161
スナイリン　32
スパクリット　16
スパクロミン　119
スピホルツ　54
スプレンジール　66
スペサニール　24
スペロン　54
スマイルコンタクトファインフィット　176
スミフェロン　141, 151
スラマ　135
シーレーン　60
ジェムザール　190
シオゾール　136
シオマリン　207
シオミスト　94
シキタン　150
ジギトキシン　31
ジキニン鼻炎 AG 顆粒　16
ジギラノゲンC　101, 104, 107
シグマート　106
ジクロフェナク　33, 52, 54
シクロホスファミド　137
ジクロロ酢酸ジイソプロピルアミン　144
ジゴキシン　31, 99, 100, 104, 107
ジゴシン　100, 107
ジゴハン　100, 107
シザナリン N　126
ジスチグミン　31
ジスロマック　164
ジセタミン　129
ジソピラミド　33
ジソペイン　136
ジノプロスト　120
ジノプロストン　31, 120
ジピリダモール　106
ジフェンヒドラミン　15
シプセロン　65
ジフラールクリーム　85
ジフラール軟膏　85
ジフルプレドナート　85
ジプレキサ　150
シプロキサン　164
ジプロピオン酸ベタメタゾン　85
シプロフロキサシン　164
ジベトス B　114
ジベトン S　114
ジメキシン　164
シメチジン　23
ジメリン　114
シャクヤク　150
ジャックマール　30

セラトロダスト 93, 95
ゼリアカルシウム液 177
セリース 65, 100
セリナリート 32
セリプロロール 65, 106
セリミック 150
セルシン 80
セルスミン 95
セルテクト 16, 95
セルトップ 65
セルパシル・アプレゾリン 67
セルファミンN 150
セルベックス 23
セレイドS 150
セレクトール 65, 106
セレクナート 65
セレスタミン 13, 16
セレタイド 93
セレナール 80
セレナミン 80
セレニカR 74
セレネース 74, 150, 151
セレブ 74
セレプトロール 65
セレベント 90, 91, 92, 93, 95
セレンジン 80
セロクロール 150
セロケン 65, 106
セロシオン 145
セロニード 163
セロフェン 119
セロベース 30
センセファリン 163
センナ・センナ実 31, 32
センナエキス 32
センナリド 32
センノサイド 32
センノシド 32

そ

ソイステロール 60
スルキシン 164
スルピリド 24
スルピリン 54
スルピリン注射 54
スルファジメトキシン 164
スルファモノメトキシン 164
スロービット 94
スローフィー 126
スロンタクス 65, 106

せ

正露丸 28, 31
セーラジール 65. 106
セオキシリン 163
セオグルミン 113
セキシード 16
セキタール 95
セキロイド 94
セグミューラー 65
セコバルビタールナトリウム 81
セシリノール 95
セスデン 30
セトチアミン 129
セパゾン 80
セパミット 66
セピドナリン 164
セファクロル 160, 164
セファゾリン 163
セファピコール 164
セファメジン 163
セファレキシン 163
セフィローム 163
セフォチアム 164
セフカペンピボキシル 164
セフキソン 163
セフジトレンピボキシル 164
セフゾン 164
セフテラムピボキシル 164
セフトリアキソン 163
セプロブロック 65, 106
セフロング 163

タクロリムス 82, 83, 84, 87, 137
タケプロン 23
タスオミン 119
タチオン 144
タツコール 66
タツプラミン 59
タナドーパ 101
田辺メンタム 177
タミフル 40, 41, 42, 43, 44, 45, 46, 47, 48, 52, 151, 205, 206, 213, 214, 215, 216, 218, 221
タミフルドライシロップ 43
ダムゼール 113
タモキシフェン 116, 119
ダン・リッチ 16, 33
炭酸水素ナトリウム 23, 134
炭酸リチウム 74

ち

チアプリド 150
チアプリム 150
ヂアベトース 114
チアマゾール 119
チウラジール 119
チエナム 151
チオスペン 144
チオプロニン 145
チオラ 143, 145
チオリダジン 148, 150
チネラック 32
チボリン 94
チャルドール 32
中等量卵胞ホルモン 121
チョコラＡ 127
チラーヂンＳ 119
チルコチル 136
チルミメール 107
チルミン 94
沈殿Ｂ型ワクチン 144
総合ビタミン剤 126
リウジュツ 150
ソービタ 126
ソシゲーン 119
ソピタム 30
ゾビラックス 151
ソファルコン 23
ソフィア 121
ソマトロピン 120
ソラシロール 65
ソラネキノン 129
ソリターＴ顆粒２号 30
ソリターＴ顆粒３号 30
ソリブジン 5
ソル・コーテフ 157
ソル・メドロール 156, 157
ソル・メルコート 157
ソルコセリル 23
ソルシリン 163
ソルダナ 32
ゾルピデム 33
ソルビトール 31
ソルミラン 60
ソロン 23

た

ダイアグリコ 113
ダイアコートクリーム 85
ダイアコート軟膏 85
ダイアデント 129
タイアドーパ 100
ダイクロトライド 65, 100
大柴胡湯去大黄 145
ダイメトン 164
タウナス 94, 157
ダウプリム 65
ダオニール 113
タカナルミン 135
タカピロン 54
タガメット 23, 203
タグ 65

テルペラン　30
テルミサルタン　66, 101
デルモベートクリーム　85
デルモベート軟膏　85
テレスミン　74
テレミンソフト　31, 32
電解質剤　30

と

トイ　107
トーモル　106
ドオルトン　121
トーファルミン　150
トーワサールA　134
トーワジール　66
トーワタール　15, 94
トーワミン　65, 106
ドカルパミン　99, 101
ドキサゾシン　31, 66
ドキシサイクリン　163
ドキシフルリジン　196
ドキソルビシン　191
ドグマチール　24
トコオール　60
トコベラーゼ錠　60
ドセタキセル　194
トッカータ　80
トドララジン　67
ドネペジル　148, 151
ドパミン　99, 100
ドパラルミン　100
トピアス　95
トフィソパム　80
トプシムEクリーム　85
トプシムクリーム　85
トプシム軟膏　85
トフラニール　151
ドミニン　100
トミロン　164
トヨファロール　127
ドライ・ゲル　23

つ

ツルセルピS　67
ツルドパミ　100
ツヨカ　144

て

デアメリンS　114
DHEA　118
ディオバン　66, 101
テイブロック　95
テオスロー　94
テオドール　94
テオフィリン　48, 94, 99, 202, 205
テオフルマート　94
テオロング　94
デカコート　157
デカソフト　129
デカ-デュラボリン　121
デカドロン　157
テガフール・ウラシル配合剤　196
デキサメ　157
デキサメサゾンE　157
デキサメタゾン　157
デキストラン鉄　126
デキストラン硫酸ナトリウム　60
デキスペペ　60
テグレトール　74
デスラノシド　101, 104, 107
デスラノシン　101, 107
テツクールS　126
テノーミン　65, 106
テノキシカム　136
デノパミール　101
デノパミン　101
デパケン　74
デパス　80, 151
テプレノン　23
デプロメール　31, 74
テルダン　94
デルトーマ　16, 95
テルバンス　94

ニコモール 60
ニコモール錠 60
ニコモリン 60
ニコランジル 106
ニセリトロール 60
ニセルゴリン 150
ニトルビン 106
ニトロール 106
ニトログリセリン 98, 102, 103, 106
ニトロペン 106
ニバジール 66
ニフェジピン 33, 66
ニュートライド 65, 100
ニューロタン 66, 101
ニルバジピン 66
ニンジン剤 171, 173, 178

ね

ネオセデナール 134
ネオプラミール 30
ネオマレルミンTR 15
ネオラミン・マルチV 126
ネリゾナクリーム 85
ネリゾナユニバーサルクリーム 85
ネリゾナ軟膏 85
ネルビス 114

の

ノアルテン 120
ノアルテンD1 121
ノイエル 23
ノイキノン 101, 129
ノイクール 101
ノイクロン 129
ノイビタ 129
ノイファン 135
ノイロビタン 129
ノーマルン 74
ノスカール 112
ノスラン 94
ノルキシフェン 119
トライディオール 120
トラザミド 114
トラニラスト 16, 93, 95
トリアゾラム 33, 81
トリキュラー21 120
トリクロルメチアジド 65
トリクロン 65
ドリッカー 30
トリデミン 129
トリナーゼ 114
トリノシン 144
トリプタノール 74
トリブタミド 114
トリルダン 12
ドルーミン 15, 94
トルブタミド 114
トレビアノーム 137
トロキシピド 23
トロンジン 100
ドンペリドン 30, 31, 201

な

ナーカリシン 137
ナイキサン 134
ナイクリン 128
ナウゼリン 30, 31, 201
ナギフェン 134
ナオリーゼ 80
ナックレス 66
ナトリックス 66
ナパ 54, 134
ナパノール 136
ナファゾリン 16
ナフトジール 66
ナプロキセン 133, 134
ナロスチン 134

に

ニコチン酸 128
ニコチン酸アミド 128
ニコチン酸アミドゾンネ 128

パンスポリン　164
パンテモン　65, 100
パンデルクリーム　85
パンデル軟膏　85
パンパール　144
ハンプ　97, 101
パンリーフ　119

ひ

B 型肝炎ワクチン　144
ビーシーVC　128
ビーシックス　128
ビームゲン　144
ピオグリタゾン　114, 194, 216
ビオスミン　30
ビオフェルミン　30
ビクシリン　163
ピコスルファートナトリウム　31, 32
ピコダルム　32
ピコベン　32
ビサコジル　31, 32
ビスコリン　128
ビスダームクリーム　85
ビスダーム軟膏　85
ビタC　128
ビタシミン　128
ビタシン　128
ビタノイリン　129
ビタミンA　127
ビタミン B_1、B_2、B_6、B_{12} の複合剤　129
ビタミン B_6　128
ビタミン B_6F　128
ビタミンE 誘導体　60
ビタミン K_1　127
ビタミン K_2　127
ビタメジン　129
ビタルファ　129
ヒト胎盤抽出物　145
ピトナス　150
ヒドラプロン　67
ヒドララジン　67
ノルバスク　66
ノルバデックス　119
ノンソル　60

は

ハートシン　129
ハーフジゴキシン　100, 107
パーロデル　151
ハイウルソ錠　175
ハイコート　157
ハイシー　128
バイシリンG　163
ハイセレニン　74
ハイゾグラシド　113
ハイドロコートン　157
パキシル　31, 69, 70, 71, 72, 73, 74, 151
バキソ　136
パセトシン　163
バソレーター RB2.5　106
バナールE　127
バナン　164
バファリン　54
パブロン鼻炎カプセル　16
パブロン鼻炎錠S　16
パミルコン　113
パムゼン　106
パラセタ　54
バランス　80
バルコーゼ　32
バルサルタン　66, 101
ハルシオン　33, 76, 81, 151, 207
パルドマイシン　163
バルビタール　81
バルプロ酸ナトリウム　74
パルミチン酸レチノール　127
パルミリン　126
バレリン　74
パロキセチン　31, 74
ハロテスチン　121
ハロペリドール　31, 33, 74, 150
パンクラミン錠　176

フェロリタード　126
フェロン　141
フェンブフェン　136
フォリアミン　128
ブクリョウ　150
ブスコパン　26, 30
ブスコム　30
プソイドエフェドリン（PSE）　14, 16, 169
ブチスコ　30
ブチブロン　30
フッセン　30
フッ化スズ　129, 179
フッ化ナトリウム　129, 179, 184
ブデソニド　85
ブデソンクリーム　85
ブデソン軟膏　85
ブテラジン　67
ブドララジン　67
ブナトール錠　59
ブホルミン　114
プラウノトール　23
プラステロン硫酸ナトリウム　121
プラゾシン　31, 66
プラチビット　127
ブラトゲン　113
ブラノバール　121
プラバスタチン　59
プラバスタチンNa錠　59
プラバメイト　59
フランカルボン酸モメタゾン　85
プランタゴ・オバタ種皮　32
フランドル　106
プランルカスト　94
プリドール　157
プリビナ　16
プリモボラン　121
プリンペラン　30, 31, 201
フルイトラン　65
フルオール　129
フルオシニド　85
ヒドロコデイン散　30
ヒドロクロロチアジド　65, 100
ヒドロコルチゾン　153, 157
ビビーフ　30
ビビットエース　81
ビフィスゲン　30
ビフィズス菌　30
ビフィダー　30
ビブラマイシン　163
ピペラマイシン　163
ビホープA　121
ヒポセロール　59
ピムロ　32
ピモベンダン　101
ピリカップル　24
ピリドキシン　128
ピリナジン　54, 134
ピレチノール　54, 134
ピロキシカム　136

ふ

ファモチジン　23
ファルプリス　100
ファルリンド　113
フィトナジオン　127
フィブリノゲン　139
フェーマス　126
フェキソフェナジン　15, 95
フェジン　126
フェニルプロパノールアミン（PPA）　14, 16, 169
フェネチシリンカリウム　163
フェノール　28
フェノテロール　90, 91, 95
フェノバール　81
フェノバルビタール　81
フェノフィブラート　59
フェノルルン　119
フェミロン　119
フェロ・グラデュメット　126
フェロジピン　66

プロスタルモンE　120
プロスタルモン・F　120
プロスモン　120
プロスルチアミン　129
フロセミド　31, 100
プロタノールL　107
プロタモジンF　120
プロデック　135
プロトピック軟膏　82,83, 84, 86, 87, 88, 216, 217, 221
プロトポルフィリン2ナトリウム　144
ブロニカ　95
プロパダルマニウム　145
プロパジール　119
プロパデルムクリーム　85
プロパデルム軟膏　85
ブロバリン　81
プロビーン　144
プロビーンカプセル　60
プロピオン酸アルクロメタゾン　85
プロピオン酸クロベタゾール　85
プロピオン酸デキサメタゾン　85
プロピオン酸デプロゾン　85
プロピオン酸フルチカゾン　157
プロピオン酸ベクロメタゾン　85, 157
プロピルチオウラシル　119
プロブコール　59
プロブコール錠　59
プロブコリン錠　59
プロプラノロール　65
ブロプレス　66, 101
プロベネシド　135
プロヘパール錠　144
プロマック顆粒　24
ブロマノーム　137
ブロムワレリル尿素　81
プロメデス　100
ブロモクリプチン　151
フロモックス　162, 164
プロルモン　144
フルオシノロンアセトニド　85
フルカム　136
フルコートクリーム　85
フルコート軟膏　85
フルスルチアミン　129
プルゼニド　32
フルタイド　93, 155, 157
フルタイドエア　92, 95
フルタゾラム　80
フルタミド　116, 119
フルタメルク　119
フルチカゾン　16, 95, 155, 157, 206, 216, 221
フルツロン　196
フルナーゼ　16, 157
フルニトラゼパム　81
フルバスタチン　60
フルパノン　101
ブルフェン　54, 134
フルボキサミン　31, 74
フルメタクリーム　85
フルメタ軟膏　85
ブレオマイシン　194, 206
プレスフォール　67
プレスモード　67
ブレディニン　137
プレドニゾロン　157
プレドニン　151, 157
プレドパ　100
プレドハン　157
プレマリン　120, 121
フレムフィリン　94
プレロン　157
フロアー　129
フローデンA　129
プロカインアミド　105, 107
フロキシール　164
プログラフ　137
プロスタグランジン　117, 206
プロスタグランジンE2　31, 120
プロスタグランジンF2α　120

ペルサール　80
ペルサンチン　106
ペルセス　74
ヘルツァーS　106
ヘルパミン　101
ヘルパロール　150
ヘルベッサー　66, 106
ベロテックエロゾル　90, 91, 95, 205
ペロトニック　54
ベンクラート　113
ベンザブロックSP　16
ベンザブロックのどスプレー　176
ベンジルペニシリンカリウム　163
ベンジルペニシリンベンザチン　163
ベンズブロマロン　137
ベンズマロン　137

ほ

ボアラクリーム　85
ボアラ軟膏　85
ポエルテン　107
ボグリボース　31, 114
ポスピリン　54
ポラジット　15
ポラプレジンク　24
ポララミン　15
ポリエンホスファチジルコリン　60, 144
ホリゾン　80
ポリリチンN　145
ボルタレン　33, 52, 54
ボルタレン坐剤　54, 205, 215
ボルタレン錠　54
ボルビサール　126
ボルビックス　126
ホルミトール　66, 107
ポンタール　51, 54, 136

ま

マーグレイド　113
マーズレン　23
マートバーン　100

へ

ベイスン　31, 114
ペガシス　141, 151
ヘキストラスチノン　114
ペグインターフェロンアルファ2a　141
ペグインターフェロンアルファ2b　141
ペグイントロン　140, 141
ベクタン　127
ベクタンユベラ　127
ベクラゾン　94, 157
ベクロメタゾン　92, 94, 155
ベゲタミンA錠　150
ベゲタミンB錠　150
ベコタイド　94, 157
ベザトールSR　59
ベザフィブラート　59
ベザフィブラートSR錠　59
ベザリップ　59
ベスナリノン　101
ベタメサゾン　157
ベタメタゾン　13, 157
ベタメタゾン・d-マレイン酸クロルフェニラミン　16
ベック　66
ベトネベートクリーム　85
ベトネベート軟膏　85
ベナ　15
ベナスミン　15
ベナリール　94
ペニシラミン　136
ペニシリンGカリウム　163
ベネキサート　24
ベネシッド　135
ベネトリン吸入液　94
ベネラクサー　113
ヘパトセーラ　144
ヘブスブリン　144
ペペシン　16, 95
ベラパミル　66, 107
ペリシット錠　60
ベルコーナソフト　60

め

メイアクト　162, 164
明治Ｇトローチ　176
メインター　15, 94
メキサゾラム　80
メキシチール　107
メキシバール　107
メキシレート　107
メキシレチン　105, 107
メキトライド　107
メキラチン　107
メクテクト　16
メサデルムクリーム　85
メサデルム軟膏　85
メズサシン　107
メズサノン　129
メダゼパム　33
メタボリンＧ　128
メタルカプターゼ　136
メチルエフェドリン　16
メチルドパ　65
メチルメチオニンスルホニウムクロリド　144
メチロン　54
メデサルムクリーム　85
メデサルム軟膏　85
メデット　114
メデピン　65
メトクロプラミド　30, 31, 201
メトトレキサート　135
メトプリック　65
メトプロロール　65. 106
メトホルミン　114
メトレキシン　107
メドレニック　126
メナテトレノン　127, 129
メネシット　151
メバスタン　59
メバトルテ　59
メバリッチ錠　59
メバロチン　57, 59
マイザークリーム　85
マイザー軟膏　85
マイスリー　33
マイティアハードレンズ装着液　176
マイバスタン錠　59
マイリス　117, 121
マグネシウム剤　31
マグラックス　32
マゴチミン　15
マゴチラスト　16, 95
マゴチロン　66, 107
マサトン　135
マルムネン　66
マレイン酸イルソグラジン　23
マレイン酸クロルフェニラミン　15

み

ミオコールスプレー　106
ミカルディス　66, 101
ミクローゼ錠　60
ミズピロン　66
ミソプロストール　19, 23, 31
ミゾリビン　137
ミターＣ　128
ミデナールＬ錠　59
ミニプラノール　135
ミニプレス　31, 66
ミネラミック　126
ミネラリン　126
ミネリック　126
ミラドール　24
ミラノール　129
ミルリーラ　101
ミルリノン　99, 101
ミンドロチン錠　59

む

ムイロジン　137
ムコスタ　23
ムコダイン　12
ムノバール　66

ユビデカレノン　101, 129
ユベーE　127
ユベラ　127
ユリノーム　137

よ

幼牛血液抽出物　23
葉酸ナトリウム　128
ヨウビキノン　129
ヨウフェナム　54
ヨウペリドール　74
ヨウマチール　24
ヨーデルS　32

ら

ラーセン　134
ラウナンス　137
ラエンネック　145
ラキソベロン　31, 32
酪酸クロベタゾン　85
酪酸ヒドロコルチゾン　85
酪酸プロピオンヒドロコルチゾン　85
ラクツロース　31
ラコビール　129
ラジカット　150
ラシックス　31, 100
ラセナマイシン　163
ラックビー　30
ラドンナ　100
ラニチジン　23
ラノフェン　135
ラミセンス　16
ラミブジン　140, 142
ラリキシン　163
ランソプラゾール　23
卵胞ホルモン　120, 121

り

リアップ　166, 167
リーゼ　80
リーマス　74

メバン錠　59
メフェナム酸　51, 52, 54, 136
メプリン　65
メブロン　136
メリナミド　60
メルカゾール　119
メルカプリル　65
メルコモン　65
メルスモンハンドローション　177
メルデスト　107
メルビン　114
メルブラール　60
メレート　107
メレックス　80
メレリル　150
メロキシカム　136
メンソレータム　177

も

モーバー　136
モービック　136
モギフェン　134
モトコールカプセル　60
モナーク　135
モノクロトン　134
モノフルオロリン酸ナトリウム　129, 179
モバレーン　107
モフェゾラク　136
モルヒネ　21, 33, 151
モンテルカスト　94

や

ヤエリスタ　100

ゆ

UFT　196
ユーリック　135
ユニコン　94
ユニビタンK１　127
ユニフィル　94
ユニプロン坐剤　54

リュープリン　119
リュープロレリン　116, 119
リュウアト　30
リリバー　80
リレンザ　41
リンコデ　30
リンデロン　151, 157
リンデロン DP クリーム　85
リンデロン DP 軟膏　85
リンデロンV軟膏　85
リンデロンV クリーム　85
リン酸コデイン　26, 30
リン酸ジヒドロコデイン　30

る

ルイメニア　113
ルゲオン　15, 94
ルチアノンR　66
ルベラール　164
ルボックス　31, 74

れ

レキシン　74
レクリカ　15
レシナミン　67
レスタミン　15
レスタミンA　15
レスポール　119
レスミット　33
レスミン　15
レセルピエム　67
レセルピン　67
レセルピン＋ヒドララジン　67
レセルピン＋ヒドララジン＋ヒドロクロロチアジド　67
レナピリン　94
レナルチン　144
レニベース　65, 100
レニベーゼ　65, 100
レバイデン　144
レバミピド　23
リウマトレックス　135
リコチオン　145
リザスト　136
リサチーフ　80
リザベン　16, 95
リザモント　95
リスパダール　74, 150, 151
リスペリドン　74, 149, 150
リズムラン　32, 176
リスモダン　33
リダックM錠　59
リチオマール　74
リチゲーン　16, 95
リドーラ　136
リドカイン　105, 107
リドクイック　107
リドメックスコーワクリーム　85
リドメックスコーワ軟膏　85
リトラーゼ　67
リネステロン　157
リノジェット　94
リバオール　144
リバビリン　140, 141, 144
リバレス　145
リパンチル　59
リパンチルカプセル　59
リビアン28　120
リピトール　59
リピドモール錠　60
リピラート錠　59
リポオフ　60
リボール　135
リポバス　57, 60
リポバトール　60
リポビタンA　177
リポフィブラート錠　59
リポブコール　59
リボフラビン　128
リモデリン　127
硫酸アトロピン　30
硫酸第一鉄　126

レベトール　141, 144
レフルノミド　137
レボスパ　121
レボチロキシン　119
レボトパ　151
レボフロキサシン　164
レミケード　137
レリート　100
レンドルミン　151

ろ

ロ・リンデオール　121
ロイコボリン　196
ローコール　60
ロートエキス　26, 151
ローヤルゼリー散　177
ロコイドクリーム　85
ロコイド軟膏　85
ロサルタン　66, 101
ロシトール　66, 107
ロスバスタチン　59
ロセフィン　163
ロノック　23, 31
ロヒプノール　81
ロフェロンA　141
ロプレソール　65, 106
ロペニール　30
ロペミン　26, 30, 33
ロペラミド　26, 30, 33, 206
ロベンザリット2ナトリウム　136
ロラタジン　15
ロンミール　24

わ

ワークミン　127
ワーファリン　207
ワイテンス　67
ワイドシリン　163
わかもと整腸薬　175
ワソラン　66, 107
ワンアルファ　127

医薬品の情報を得るには

NPO法人　医薬ビジランスセンター（薬のチェック）

〒543-0062　大阪府大阪市天王寺区逢阪２－３－２　JNビル402
TEL　06-6771-6345（rokusan-shigoto）
FAX　06-6771-6347（rokusan-yonabe）
URL　http://www.npojip.org

医薬品・治療研究会（TIP）

〒160-0022　東京都新宿区新宿１－14－４　AMビル５階
TEL　03-3341-7453
FAX　03-3341-7473
URL　http://www.npojip.org/tip_menu/tip_menu.htm
（大阪事務局は医薬ビジランスセンターと同様）

薬害オンブズパースン会議・タイアップグループ

〒160-0022　東京都新宿区新宿１－14－４　AMビル４階
TEL　03-3350-0607
FAX　03-5363-7080
Mail　info@yakugai.gr.jp
URL　http://www.yakugai.gr.jp

全国薬害被害者団体連絡協議会

〒604-8227　京都府京都市中京区西洞院蛸薬師下る古西町440藤和シティコープ西洞院804　京都スモン基金内
TEL　075-256-2410
FAX　075-256-2524
URL　http://homepage1.nifty.com/hkr/yakugai

厚生労働省

〒100-8916　東京都千代田区霞が関１－２－２
TEL　03-5253-1111（代表）
URL　http://www.mhlw.go.jp

・緊急情報
URL　http://www.mhlw.go.jp/index.html

・医薬品等安全性関連情報
URL　http://www1.mhlw.go.jp/kinkyu/iyaku_j/iyaku_j.html

独立行政法人医薬品医療機器総合機構

URL　http://www.pmda.go.jp

・医薬品・医療機器情報提供
URL　http://www.info.pmda.go.jp

・添付文書情報
URL　http://www.info.pmda.go.jp/info/pi_index.html

・健康被害救済制度
URL　http://www.pmda.go.jp/kenkouhigai.html

浜 六郎（はま　ろくろう）

医師（内科・疫学）。1945年徳島県生まれ。1969年に大阪大学医学部を卒業後、大阪府衛生部を経て、1997年まで阪南中央病院に勤務。1986年に製薬企業から独立した医薬品情報誌『TIP（正しい治療と薬の情報）』を別府宏圀氏とともに創刊（副編集長）、著書『薬害はなぜなくならないか』（日本評論社）の刊行を機に、1997年に病院を退職して医薬ビジランスセンターを設立。2000年4月にNPO（特定非営利活動）法人医薬ビジランスセンター（NPOJIP／通称＝薬のチェック）としてスタートし、2001年から季刊誌『薬のチェックは命のチェック』を編集・発行。医薬品の安全で適正な使用のための研究と情報活動に取り組む。『病院で聞くことば事典』（岩波アクティブ新書）、『薬の診察室——薬と毒の見分け方』（講談社）、『下げたら、あかん！コレステロールと血圧』（日本評論社）、『高血圧は薬で下げるな！』（角川書店）など著書多数。

カバーデザイン　加藤英一郎
DTP制作　中村禎宏
イラストレーション　杉山薫里
写真　是枝右恭

のんではいけない薬　――必要な薬と不要な薬

発行日　2006年5月23日

著　者　浜《はま》 六郎《ろくろう》

発行人　佐高　信

発行所　株式会社金曜日

〒101-0061　東京都千代田区三崎町3-1-5
神田三崎町ビル6階
URL http://www.kinyobi.co.jp
(業務部) TEL 03-3221-8521　FAX 03-3221-8522
Mail gyomubu@kinyobi.co.jp
(編集部) TEL 03-3221-8527
Mail henshubu@kinyobi.co.jp

印刷・製本　精文堂印刷株式会社

価格はカバーに表示してあります。

落丁・乱丁はお取り替えいたします。

ISBN4-906605-09-5　C2047

好評発売中

既刊・新刊『週刊金曜日』の出版物

単行本

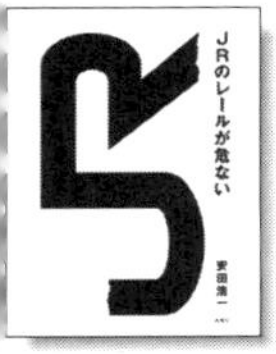

JRのレールが危ない

安田浩一著
定価945円（税込）
ISBN4-906605-12-5
2006年4月刊

レール破断が相次ぐJR東日本。高架・橋梁がボロボロのJR西日本。民営化以降、効率を追うJRで何が起こっているのか？

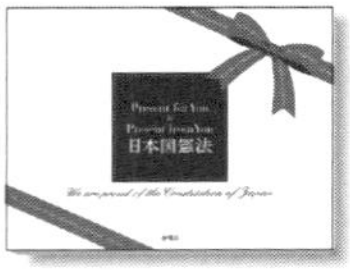

日本国憲法 Present for You &Present from You

『週刊金曜日』編
定価840円（税込）
ISBN4-906605-11-7
2006年4月刊

あなたへの、そして、あなたからの贈り物 − 日本国憲法。条文がカラー・イラストのポストカードになりました。プレゼントにも最適です。

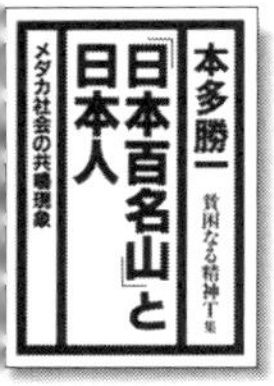

「日本百名山」と日本人

（貧困なる精神T集）
本多勝一著
定価1155円（税込）
ISBN4-906605-10-9
2006年4月刊

『貧困なる精神』シリーズ最新刊。副題「メダカ社会の共鳴現象」。硬派ジャーナリストの痛烈な批判精神が社会の欺瞞を暴く！

多重がんを克服して

体験的治療学
黒川宜之著
定価1365円（税込）
ISBN4-906605-08-7
2006年2月刊

ジャーナリストである筆者の体験をもとに、正確な医療情報を得る方法と問題点をレポート。

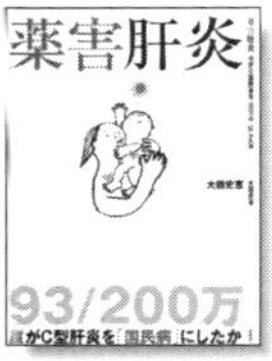

薬害肝炎

誰がC型肝炎を「国民病」にしたか
大西史恵著
定価630円（税込）
ISBN4-906605-07-9
2005年12月刊

エイズの教訓はどこへ？血液製剤による肝炎感染を徹底追及！「事実」は重い。

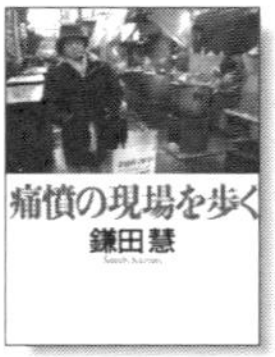

痛憤の現場を歩く

鎌田　慧著
定価2100円（税込）
ISBN4-906605-05-2
2005年11月刊

リストラ、教員への圧力、環境破壊、犯罪事件…隠された事実と現場の憤怒に迫る渾身のルポ。

定期購読者が支える雑誌です。

週刊金曜日

毎週金曜日発売　定価500円（税込）

半年購読24冊　11,760円（1冊490円）／年間購読48冊　23,000円（1冊479円）

2年購読96冊　43,200円（1冊450円）／3年購読144冊　57,600円（1冊400円）

月々自動引落し払い（月平均2000円）もあります。

※代金は1冊500円×その月の冊数。お手続きは簡単。専用用紙に必要事項をご記入・ご捺印の上、ポストに投函していただくだけです。用紙を金融機関窓口に提出いただく必要はありません。（月々払いでも最低半年間以上の継続購読をお願いしております）。

〈編集委員〉

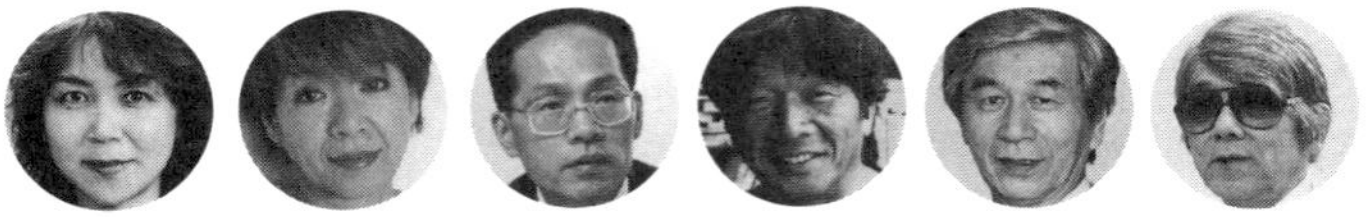

石坂　啓　　落合恵子　　佐高信　　椎名誠　　筑紫哲也　　本多勝一

もっとくわしい内容を知りたい!

●宣伝パンフレット・見本誌進呈

●ホームページ

http://www.kinyobi.co.jp/

どうやって申し込むの?

●申し込み専用フリーダイヤル

0120-004634《まるまる読む雑誌》（月～金9:30～17:30受付）

●FAX（専用フリーダイヤルFAX）

0120-554634《個々読む雑誌》（24時間受付）

●電子メール

koudoku@kinyobi.co.jp

●郵送

〒101-0061東京都千代田区三崎町3-1-5

神田三崎町ビル6階　『週刊金曜日』

＊本書に挟みこまれているハガキをご利用ください。

＊廃刊・休刊の場合を除き、本誌発送後の途中解約による返金には応じかねますので、ご了承ください。